JUJIA HULI SHIWU

居家护理实务

主　编　梁　鸿　王君俏　钱晓路
副主编　吴　明　李　铮　来小彬　林　岑　梁　燕
编　者　蔡玲英　陈　暐　孙志琴　王　韧　陈　霄
　　　　梁　薇　王　莹

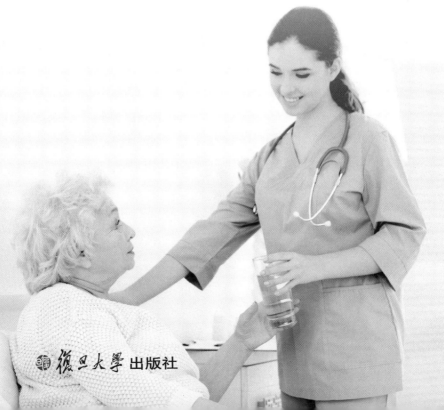

复旦大学 出版社

前 言

人口老龄化是催生长期护理保险出现的最主要因素之一。人口老龄化带来老年护理服务需求的快速上涨，同时也带来一系列社会问题，对我国已有的社会政策提出挑战。此外，随着女性就业率提高，传统家庭养老功能减弱，妇女走出家门就业，削弱了老年人长期护理的家庭保障功能。与此同时，随着社会经济的发展，疾病谱发生了变化，从以传染性疾病为主转向心脑血管疾病、恶性肿瘤等慢性病。慢性病患者长期护理费用的攀升给卫生保健系统和医疗保障系统带来极大压力。除了费用攀升，长期护理问题还导致"社会性住院"的普遍现象，即大量老人结束治疗后仍滞留医院接受各项简单的护理照料服务，造成了医疗费用的巨大浪费。

探索建立长期护理保险（以下简称长护险）制度，是降低社会成本的重大探索，是应对人口老龄化、促进社会经济发展的战略举措，是实现共享发展改革成果的重大民生工程，是健全社会保障体系的重要制度安排。2016年6月，人力资源和社会保障部发布《关于开展长期护理保险制度试点的指导意见》（以下简称《指导意见》）并启动试点。《指导意见》发布以来，15个试点地区长护险制度陆续启动，试点整体运行情况平稳，社会反响良好，制度成效初步显现。

长护险的落脚点是服务，在以服务为基础的长护险体系中，目前存在的最大短板是亲友邻里互助服务体系的缺乏。面对人口老龄化问题，世界各国均强调"在地老化"，即以社区居家为主，机构为辅。一方面，社区居家的护理成本较机构低；另一方面，社区居家是老年人更为熟悉的环境，有助于其融入社会，从而带来生理、心理、社会全方位的健康促进或健康维持。此外，从文化层面来说，社区居家也更有利于我国传统"孝文化"的发扬。因此，长护险的服务体系建设应坚持社区居家优先原则。

　　由于机构服务体系相对成型，在实际运作中，往往倾向于机构护理，这与以社区居家护理为主的导向相违背。如果完全由机构派出人员进行上门服务，从时间成本和通勤成本来看，将大大增加服务成本，不符合市场运行规律。此外，失能老人固定频次的生活护理需求（如协助进食）和高频生活护理需求（如协助大小便）无法通过专业机构派出人员上门实现，需要实现"亲友邻里互助服务"和"专业机构上门服务"的"两条腿走路"，建立分层分类、相互补充的多元化服务体系。

　　就国内长护险实践来看，已有地方试点尝试建立亲友邻里互助服务体系，如成都市倡导"亲情优于专业，专业提升品质"理念，鼓励有照护能力的家人、亲戚、邻居等提供照护服务。但如何保证长护险制度设计在亲友邻里互助体系中并有效转化为服务，需要相应的培训和支持。

　　本书聚焦居家护理实务，从生活护理、医疗护理、康复训练3个模块对居家环境中的常用长护险服务进行梳理，以期为长护险居家照护者提供参考。

　　本书在编写过程中坚持"目标性和系统性""科学性和专业性""实践性和应用性"的原则。编写队伍由来自复旦大学的长护险专家、护理专业教师及杭州易护科技有限公司的长护险实务工作者等15位人员组成。我们感谢编者团队的辛勤付出，同时，也将由衷的敬意献给所有在本书编写过程中给予无私帮助和支持的朋友们。

尽管我们在本书的编写过程中付出了许多辛苦和努力，但由于能力和水平有限，书中难免会有疏漏之处。我们真诚地希望所有使用本书的人员及时给予批评指正。

梁鸿　王君俏　钱晓路

2020年3月

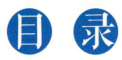

目 录

第一部分 生活护理

一、床单位清洁法 …………………………………… 3
二、卧床者被单更换法 ……………………………… 5
三、面部清洁法 ……………………………………… 8
四、梳头法 ………………………………………… 11
五、口腔清洁法 …………………………………… 14
六、床上洗头法 …………………………………… 18
七、沐浴法 ………………………………………… 22
八、会阴清洁法 …………………………………… 27
九、指（趾）甲修剪法 …………………………… 30
十、为卧床者更换衣裤法 ………………………… 32
十一、协助进食 …………………………………… 37
十二、喂食法 ……………………………………… 41
十三、鼻胃管喂食法 ……………………………… 44
十四、协助老人如厕法 …………………………… 47
十五、卧床老人便器使用法 ……………………… 50
十六、尿垫、纸尿裤更换法 ……………………… 54

十七、集尿袋更换法 ……………………………………… 58

十八、更换结肠造口袋法 ………………………………… 62

十九、开塞露通便法 ……………………………………… 66

二十、人工取便法 ………………………………………… 69

二十一、小量不保留灌肠 ………………………………… 72

二十二、翻身叩背 ………………………………………… 75

二十三、协助老人床与轮椅间的转移法 ………………… 78

二十四、协助偏瘫老人床与轮椅间的转移法 …………… 81

二十五、轮椅移动法 ……………………………………… 84

二十六、冰袋的使用 ……………………………………… 86

二十七、冷湿敷 …………………………………………… 89

二十八、温水擦浴 ………………………………………… 92

二十九、压疮的预防性护理 ……………………………… 95

三十、保护具使用法 ……………………………………… 98

三十一、徒手搬运与平车使用 …………………………… 102

三十二、拐杖使用 ………………………………………… 106

三十三、步行器使用 ……………………………………… 110

第二部分 医疗护理

一、手卫生 ………………………………………………… 115

二、体温、脉搏和呼吸测量 ……………………………… 118

三、血压测量 ……………………………………………… 122

四、鼻饲技术 ……………………………………………… 125

五、导尿术 ………………………………………………… 129

六、留置导尿管的护理 …………………………………… 134

七、氧气吸入技术 ………………………………………… 137

八、吸痰法 ………………………………………………… 140

九、口服给药法 …………………………………………… 143

十、雾化吸入法 …………………………………………… 146

十一、皮内注射 …………………………………………… 149

十二、皮下注射 …………………………………………… 152

十三、肌内注射 …………………………………………… 155

十四、静脉注射 …………………………………………… 158

十五、周围静脉输液 ……………………………………… 161

十六、静脉血标本采集 …………………………………… 165

十七、尿标本采集 ………………………………………… 168

十八、粪便标本采集 ……………………………………… 171

十九、心肺复苏 …………………………………………… 173

二十、自动体外除颤仪的使用 …………………………… 176

二十一、噎食紧急处理 …………………………………… 178

二十二、出血应急处理 …………………………………… 180

二十三、血糖监测 ………………………………………… 183

二十四、居家腹膜透析 …………………………………… 186

第三部分 康复训练

一、肢体被动活动法 ……………………………………… 193

二、卧位—床边坐位训练法 …………………………… 196
三、坐位—站立训练法 ………………………………… 198
四、平行杠内步行训练法 ……………………………… 201
五、盆底肌肉功能训练法 ……………………………… 203
六、腹式呼吸训练法 …………………………………… 205
七、呼气功能训练（缩唇呼吸训练）………………… 207

第一部分

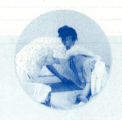

生活护理

一　床单位清洁法

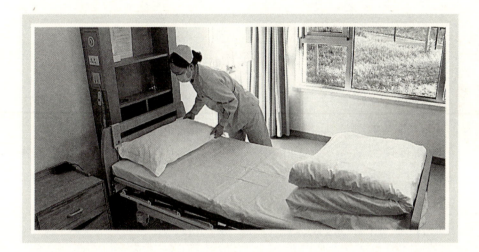

【目的】

为自理困难的老人整理床单位，促进老人的舒适感。

【操作用物】

床刷、床刷套和擦布。

【操作前准备】

1. 评估老人

健康状况、意识状态，有无肢体移动障碍；老人自理能力、

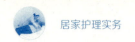

沟通能力和配合程度。

2. 环境准备

老人有无在进餐或进行其他无菌性治疗。

3. 操作者准备

着装整洁，戴口罩，洗净并温暖双手。

4. 用物准备

备齐用物。

【操作步骤】

向老人做好解释，征得老人同意→将备好的用物携至床旁放置在椅上或护理车上→询问老人是否需要排便（如有需要，则应先协助排便再清扫）→协助老人转移到椅上坐稳→松开被尾→用床刷清扫床褥（从床头清扫到床尾）→铺好床单，要求平整无褶皱→被子折叠整齐置于床尾→整理枕头，四角充实，平置于床头，开口背门→用擦布擦拭床头桌椅，放置整齐。

【注意事项】

（1）操作前要关闭门窗，以防老人受凉。

（2）操作前应向老人做好解释，以取得老人的配合。

（3）操作中注意老人的安全、舒适与保暖，随时与老人沟通并询问老人的要求，及时满足老人的需要。

（4）床单位应每日进行清扫擦拭。

（5）被褥应经常置于太阳下暴晒，以保持清洁松软，并可起到杀菌消毒的作用。

（6）定期更换床单、被罩；对于大小便失禁老人应随时更换污染的被单、被套等物品。

二 卧床者被单更换法

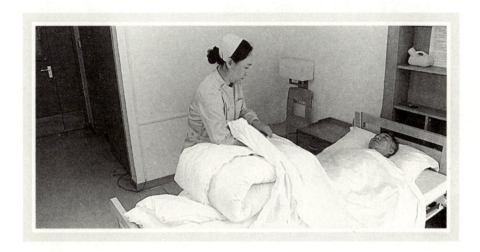

【目的】

为自理困难的老人更换清洁被单,促进老人的舒适感。

【操作用物】

床单、一次性棉垫、被套、枕套和床刷。

【操作前准备】

1. 评估老人

健康状况、意识状态,有无肢体移动障碍;老人自理能力、

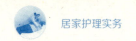

沟通能力、配合程度。

2. 环境准备

老人有无在进餐或进行其他无菌性治疗；环境清洁，关闭门窗。

3. 操作者准备

着装整洁，戴口罩，洗净并温暖双手。

4. 用物准备

备齐用物。

【操作步骤】

1. 做解释

向老人做好解释，征得老人同意→将备好的用物携至床旁，放置在椅上或护理车上→询问老人是否需要排便（如有需要，则应先协助排便再更换）→移开床旁桌、床旁椅。

2. 换大单

移枕（对侧）→协助老人翻身侧卧（背向操作者）→松开近侧床单与一次性棉垫（自上而下）→卷一次性棉垫、床单（塞在老人身下）→扫床垫（自上而下）→铺单（床单、一次性棉垫）→协助老人平卧、移枕（近侧）→翻身侧卧（面向操作者）→（操作者转至对侧）松开各单→撤一次性棉垫→撤床单→扫床垫→铺单（床单、一次性棉垫）→协助老人平卧、移枕（居中）。

3. 换被套

松开被筒、展平→一手伸入被套内将棉被胎左右3折叠后取出→污被套暂盖于老人身上以便保暖→取清洁被套平铺于老人身上→打开被套下端开口处→一手将折叠的棉被胎送入被套的顶端，打开折叠处与被套两边平齐→另一手伸入被下拿出污被套→将套好的棉被整理平整，并折成被筒→被尾向内折叠。

4. 换枕套

一手托住老人的头颈部→另一手撤出枕头→更换枕套→更换好的枕头斜放于头的远侧→一手托起老人的头颈部→另一手从老人颈下拉平枕头→询问老人是否舒适，并适当调整→移回床旁桌、床旁椅→开窗通风。

【注意事项】

（1）操作前要关闭门窗，以防老人受凉。

（2）操作前应向老人做好解释，以取得老人的合作。

（3）操作中注意老人的安全、舒适与保暖，随时与老人沟通并询问老人的要求，及时满足老人的需要。

（4）协助老人翻身时注意姿势、用力要正确，避免拖、拉、推，以免损伤老人的皮肤。

三 面部清洁法

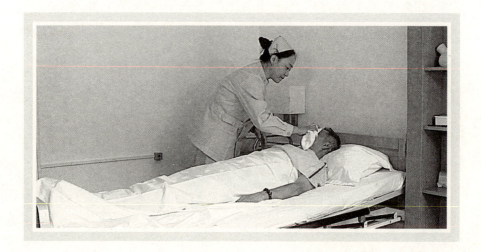

【目的】

为卧床自理困难的老人清洁面部,满足其生理、心理需要,促进其身心舒适,维护自尊。

【操作用物】

清洁、干燥的浴巾(大毛巾)1条,小毛巾1条,浴液或浴皂、水盆(内盛45~50℃热水)及护肤油等。

【操作前准备】

1. 评估老人

健康状况、意识状态、自理能力、配合程度与心理状态。

2. 环境准备

清洁,关闭门窗。

3. 操作者准备

着装整洁,洗净并温暖双手。

4. 用物准备

备齐用物。

【操作步骤】

向老人做好解释,征得老人同意→询问老人是否需要便器(若有需要应先排便后再清洗)→关闭门窗(避免对流风)→物品携至床旁→水盆放于床旁椅上→用手试温→浴巾铺于胸前与枕上→将小毛巾浸湿后拧半干→对折成4层,用4个角分别擦洗双眼的内眦和外眦→洗净小毛巾,包裹在手上→分别用浴液、清水从中向左右擦拭干净额部→再从鼻根向下擦洗鼻尖与两侧→从鼻唇间向两侧擦洗两颊、耳后、下颌→再从颈中部向左右擦净颈部→洗净毛巾,擦干面部的水迹→涂抹护肤油。

【注意事项】

(1)为老人清洗面部时不可将水滴入老人的眼中。

(2)操作中动作轻稳,不可将被褥打湿,如污染被褥应及时更换。

（3）老人能自己擦拭的部位，应尽量让其自理，适当给予协助。

四　梳头法

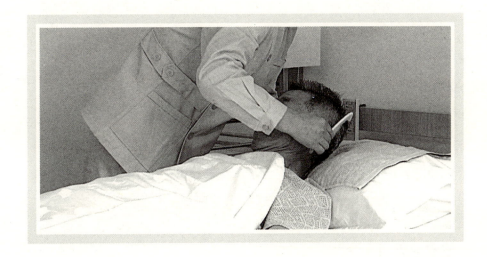

【目的】

梳理头发，满足生理、心理需要；经常梳理，有助于疏通经络，促进血液循环，获得良好的保健效果。

【操作用物】

毛巾、梳子。

【操作前准备】

1. 评估老人

头发长短、蓬乱程度、自理能力、配合程度，确立操作方法。

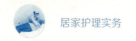 居家护理实务

2. 环境准备

清洁。

3. 操作者准备

着装整洁,洗净双手。

4. 用物准备

备齐用物。

【操作步骤】

　　向老人解释→协助老人坐起→毛巾围于老人肩上(卧床老人,可将毛巾铺于枕巾上)→先将头发松散开→操作者一手压住发根,另一手用梳子梳理头发至整齐(为卧床老人梳头时,可先梳理一侧,再梳理另一侧)→梳理完毕,将脱落的头发包裹在毛巾中撤下→整理衣服、床单位→清理用物,放回原处→洗手。

【注意事项】

　　(1)梳理头发动作要轻柔,不可强拉硬拽,以免造成疼痛和头发脱落。

　　(2)如果头发缠绕成团不易梳通,可涂抹少量温水或白酒湿润后再小心梳理。

　　(3)若长发应由发梢逐渐梳理至发根,以便梳通。

　　(4)平时应鼓励和帮助老人经常梳头,以促进健康。可每日晨起和睡前各梳一次头,每次梳5～10分钟。老人若为短发,其梳头顺序是:先从前额向枕后梳理2～3分钟→再从一侧耳上向对侧梳2分钟→同法梳另一侧1～2分钟→然后再从枕部发

根处向前梳 2 分钟。老人若为长发，可从前额向后梳，再从枕后向上梳。操作时注意力度不可过大，不可硬拉，以防老人疼痛或受伤。

五　口腔清洁法

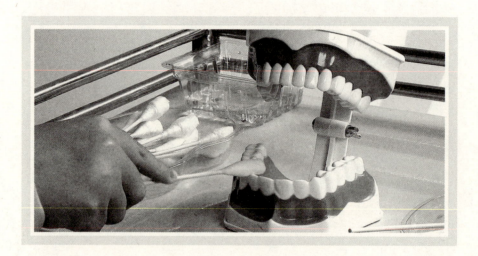

【目的】

帮助自理困难的老人清洁口腔,以促进老人的舒适感,预防并发症。

【操作用物】

部分能自理的老人须准备漱口水、牙膏、牙刷、毛巾等;不能自理的老人须准备治疗碗或水杯、温开水、棉球、弯血管钳、镊、压舌板、弯盘(口杯)、石蜡油(液状石蜡)、棉签和手电筒,必要时准备开口器。

【操作前准备】

1. 评估老人

健康状况、意识状态，有无义齿，口腔黏膜有无损伤等。

2. 环境准备

清洁，舒适。

3. 操作者准备

着装整洁，洗净双手。

4. 用物准备

备齐用物。

【操作步骤】

1. 对部分能自理的老人（自己能刷牙）

先解释口腔清洁的方法，征得同意→扶老人坐起→将水盆放于胸前→胸部围干毛巾→帮助老人用清水漱口→将挤好牙膏的牙刷柄递到老人的手上，老人自己刷牙→老人刷牙时，协助扶稳水盆，防止打翻→协助老人用清水漱口直至口腔清洁→帮助老人擦净面部→撤去用物。

2. 对完全不能自理的老人

携物品至床旁→向老人解释→协助老人侧卧或抬高胸部，头偏向一侧→将干毛巾围于老人的颈下及枕上→将弯盘放置于口角旁（弯盘要放置平稳）→夹取温水浸湿的棉球擦拭老人的口唇、口角，左手持手电筒，右手拿压舌板1/2处，轻轻撑开口腔，观察口腔黏膜有无出血点、溃疡等（先看上下口唇内黏膜，再看双颊黏膜、牙齿、齿龈、上腭，最后看舌及咽部）→有义齿取下（按义齿护理方法处理）→用弯血管钳夹取盐水棉球，按顺序擦洗口腔各部位（先一侧后另一侧擦拭牙齿内外及上下咬合面、颊黏膜、上腭、舌等）→擦洗净口腔后协助老人漱口（有意识障碍者不能漱口）→对有溃疡者须根据医嘱将药涂擦于损伤处→将义齿复位并为老人擦干净面部→整理用物及老人的床单位→将用过的物品清洗和消毒→洗手。

3. 对有义齿的老人

协助老人漱口→嘱老人张口→一手垫纱布轻轻拉动义齿基托将义齿取下（取上面的义齿时轻轻向外下方拉，取下面的义齿时应向外上方拉。上下均有义齿者，一般先摘取上面的义齿，后摘取下面的义齿）→再帮助老人漱净口腔→擦干净面部→用牙刷在流动水下刷洗义齿→将刷净的义齿为老人装好（若老人晚间要睡觉时，可将刷净的义齿放置在清洁的冷开水中保存，待使用前再装好）。

【注意事项】

（1）对于能坐轮椅、行走、无吞咽困难的老人应鼓励其自己刷牙，对部分能自理的老人应适当协助其自己清洁口腔，以便发挥老人自己的潜力，对完全不能自理的老人可按上述方法清洁口腔。

（2）若老人有活动性义齿，应先取下，再进行口腔清洁操作。

（3）擦洗中要注意安全，盐水棉球的数目要清楚、湿度要适宜，以防老人误吸。若老人的意识清楚，应随时询问老人的感受与要求，以便调整操作方法，满足老人的需要。

（4）无棉球和血管钳等设备时，可用纱布包裹手指或自己制作棉签，蘸水帮助老人擦洗牙齿及口腔各部位。

（5）帮助老人清洁口腔时，注意老人的体位要舒适、省力，操作动作轻柔、敏捷、准确，并将口腔各部位擦洗干净。

（6）擦洗舌面及硬腭部位时，勿触及咽部，以免引起恶心。

（7）义齿取下后用冷水刷洗干净。若老人暂时不使用，应浸泡在清洁的冷开水中保存。

六　床上洗头法

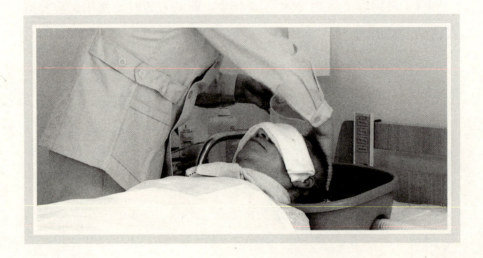

【目的】

　　清洗头发可以除去污秽和脱落的头屑，预防和灭除虱蚴，按摩头部可以增进头皮血液循环，保持头发的清洁，使老人感觉舒适。

【操作用物】

　　毛巾2条、洗发液、梳子、水盆、水壶（水温40～45℃）、不脱脂棉球、污水桶，必要时备电吹风。根据床上洗头方法的不同，分别采用不同的洗发器：① 床上洗发器洗头，采用床上洗发器。② 马蹄形垫洗头，采用马蹄形垫。制作方法：用数张纸（可用废报纸代替）卷成筒状，外包浴巾再次卷起围成马蹄形水槽，上覆盖大塑料布或橡胶单。③ 扣杯法洗头，在水盆底部放一块小毛巾，搪瓷杯倒扣在小毛巾上，杯底上垫一块4折的小毛巾。

【操作前准备】

1. 评估老人

自理能力及配合程度，有无发热、急性疾病等身体不适。

2. 环境准备

关闭门窗，避免对流风，调整室温至24～26℃。

3. 操作者准备

着装整洁，不留长指甲，双手温暖。

4. 用物准备

备齐用物。

【操作步骤】

1. 解释配合

向老人解释并取得配合→进行操作。

2. 床上洗发器洗头

将枕头下移至老人肩背部→橡胶单及干毛巾铺于枕头上→协助老人平卧并且嘱其闭上双眼→松开衣领向内折→另取一条干毛巾折叠后围于老人颈部→一手托住老人的头部，另一手将床上洗发器垫于老人头下（老人的头枕于洗发器上）→洗发器的排水管道下接污水桶→不脱脂棉球堵塞双耳→松开老人头发，先冲少量温水→询问老人水温是否合适→用温水冲湿头发，涂擦洗发液→用指腹揉搓头发并按摩头皮（力量适中，揉搓方向由发际向头顶部）→热水冲净→用颈部干毛巾擦净面部并包裹头发→一手托住头部，另一手撤去洗发器→将枕头移回老人头下→取下耳内棉球→用包头毛巾擦干头发（必要时用电吹风吹干头发）→将头发梳理整齐→撤去橡胶单及大毛巾→整理老人衣服和被褥，协助老人取舒适卧位→清理用物，放回原处→酌情开窗通风→洗手。

3. 马蹄形垫洗头

将马蹄形垫垫于老人头下→开口下方放置污水桶→其余步骤同床上洗发器洗头。

4. 扣杯法洗头

将水盆放置于床头旁方凳上→橡胶单及干毛巾铺于枕头上→协助老人斜角仰卧，头置于床边→枕头下移至老人肩背部→松开衣领向内折，另取一干毛巾折叠后围于老人颈部→不脱脂棉球堵塞双耳→托起老人头部枕于水杯上进行洗发，方法同床上洗发器洗头。操作中盆内污水较多时置橡胶管于盆内→利用虹吸原理将污水引入地上污水桶内→其余步骤同床上洗发器洗头。

【注意事项】

（1）洗发过程中随时注意老人的反应。询问其感受，如水温是否适宜、揉搓是否恰当、有无不适等。随时根据老人的需求进行调整。

（2）注意室温、水温变化，及时擦干头发，防止老人着凉。

（3）操作动作要轻快，以减少老人的不适和疲劳。

（4）避免水流入老人的眼及耳或打湿衣服及被褥，如被打湿应及时更换。

（5）特别衰弱的老人不宜洗头。

七 沐浴法

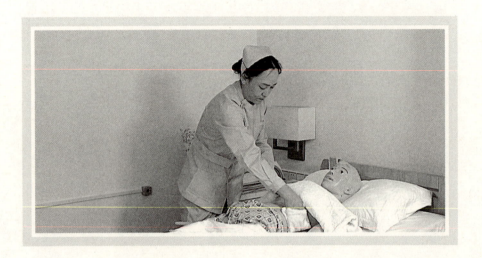

【目的】

协助部分自理困难的老人进行沐浴，促进老人的舒适感，预防并发症。

【操作用物】

清洁、干燥的浴巾（大毛巾）1条，中毛巾1条，浴液或浴皂、梳子、指甲剪、淋浴装置（浴盆）、40℃左右热水、清洁的衣裤和被单。

【操作前准备】

1. 评估老人

意识状态、躯体活动程度及有无皮肤损伤、心理反应、自理能力及其他需要。

2. 环境准备

清洁，关闭门窗。

3. 操作者准备

着装整洁，洗净并温暖双手。

4. 用物准备

备齐用物。

【操作步骤】

1. 擦浴

向老人做好解释，征得老人的同意→询问老人是否需要排便（若有需要，应排便后再擦浴）→然后关闭门窗（调节室温至24～26℃）→将物品携至床旁→水盆放于床旁椅上→用手测试水温是否合适。

（1）擦拭面部：浴巾铺于枕头上→毛巾盖在胸前→将小毛巾浸湿后拧干→对折成4层，用4个角分别擦洗双眼的内眦和外眦→擦净双眼后洗净小毛巾，将小毛巾包裹在手上→分别用浴液及清水擦拭干净额部、鼻部、两颊、耳后、颈部→洗净毛巾，擦干老人脸上的水迹。

（2）擦拭手臂：脱去老人一侧衣袖→掀开棉被，将浴巾半铺半盖于手臂下→小毛巾浸湿，包裹在手上→分别用浴液、清水由下向上擦拭干净上臂→洗毕，用浴巾擦干→撤下浴巾，盖好棉被→同法擦拭对侧手臂→擦净手臂后将水盆放于浴巾上→将老人双手放入水盆中→协助老人洗手（注意指缝清洗）并擦干。

（3）擦拭胸部：将老人盖被向上折叠→暴露胸部，用浴巾遮盖胸部→小毛巾浸湿，包裹在手上→分别用浴液、清水由颈部向下擦拭胸部各部位（注意擦净皮肤褶皱处，如腋窝、乳房下垂部位，擦洗中注意及时遮盖浴巾）→擦洗净皮肤后擦干。

（4）擦拭腹部：将老人盖被向下折至大腿上部→用浴巾遮盖胸腹部→浸湿的小毛巾包裹在手上→分别用浴液、清水由上腹部向下腹部擦拭（注意脐褶皱处的清洁与老人的保暖）→擦净皮肤后擦干→为老人盖好被子。

（5）擦拭背臀：协助老人翻身侧卧→背部朝向操作者→将背部一侧盖被向上折→暴露背部及臀部→浴巾半铺半盖于背、臀下，浸湿的小毛巾包裹在手上→由腰骶部向上至肩部呈螺旋形擦洗背部→环形擦洗净臀部→用浴巾擦干→协助老人平卧→更换清洁上衣→盖好被子。

（6）擦拭下肢：掀开盖被下部→帮助老人脱下裤腿，遮盖会阴部→暴露一侧下肢→将浴巾半铺半盖于腿下→擦洗时，一手包裹潮湿小毛巾→另一手扶住被擦洗下肢的踝部，使之固定成屈膝状→分别用浴液、清水由小腿向大腿方向擦洗干净→再用浴巾擦干→同法擦洗对侧下肢→盖好被子。

（7）擦拭会阴：取专用水盆和毛巾→倒入适量热水→协助老人暴露会阴部→臀下垫尿垫→双手戴乳胶手套→取另一小毛巾蘸清

水由会阴上部向下擦洗至肛门，反复擦洗至清洁无异味→擦洗时注意会阴、腹股沟褶皱处的清洁→洗毕擦干→撤去尿垫→协助老人更换清洁的裤子。

（8）擦洗足部：将老人盖被的被尾向上折叠→取一软枕垫在老人膝下→橡胶单和浴巾铺于足下，将热水盆放在浴巾上→先将老人一只脚（足）放进水盆中→用小毛巾清洗足部各部位，注意洗净足趾缝处（或将老人双足放于水中搓洗干净）→洗净后放在浴巾上→同法清洗对侧足→洗毕，撤去水盆→用浴巾擦干双足。

需要时协助老人修剪指甲→将老人的衣服与床单位整理平整（必要时更换清洁被服）→开窗通风，整理用物并清洗污衣与被单→洗手。

2. 淋浴

向老人解释，征得同意后关闭门窗（调节室温至24～26℃）→将物品携至淋浴盆旁→扶持老人到浴室（或用轮椅运送）→脱去衣裤→调节水温至约40℃（先开冷水，后开热水，以免烫伤）→扶老人进入浴盆坐稳→为老人洗头→分别用浴液和清水洗净面部、耳后及颈部→洗双上肢、胸部、腹部、背臀部→洗双腿、双足、会阴部→洗净后关闭水龙头→扶助老人站起，用毛巾擦干→用大浴巾将老人身体包裹并穿鞋→扶助老人至轮椅上，运送到床边上床（或将老人抱至床上）→协助其穿好衣裤→为老人盖好盖被休息→刷洗浴盆及地面，将老人污衣进行清洁处理→开窗通风。

【注意事项】

（1）为老人床上擦浴时，随时遮盖老人身体暴露部位，减少老

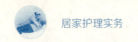

人翻动次数，随时调整水温，更换热水。清洗会阴部的水盆和毛巾要单独使用。

（2）翻身和擦浴时，动作要敏捷、轻柔，注意老人的安全与舒适，随时与老人沟通。

（3）擦洗过程中，老人出现寒战、面色苍白等情况，应立即停止擦浴，让老人休息并注意保暖。

（4）操作者为老人进行擦浴，站立时两足可稍分开，使身体重心降低。端水盆时，水盆要靠近身体，可减少体力消耗。

（5）擦浴时，注意室温、水温的调节，调节室温至24～26℃，水温至40～45℃为宜。

（6）擦洗会阴时应戴手套操作，以预防发生交叉感染。

（7）淋浴时随时注意水温不可过热，以免老人发生头晕不适，水温的调节以40℃左右为宜（以手试水温感觉不烫）。

（8）淋浴时随时注意询问和观察老人的反应，如有不适，应立即停止。

（9）淋浴中根据具体情况或老人的要求随时调整操作方法。

（10）淋浴中注意老人的安全与舒适，浴盆内及地面应放置防滑垫，以防老人滑倒，操作动作要轻柔，以免发生扭伤。注意老人的保暖，避免受凉。

八　会阴清洁法

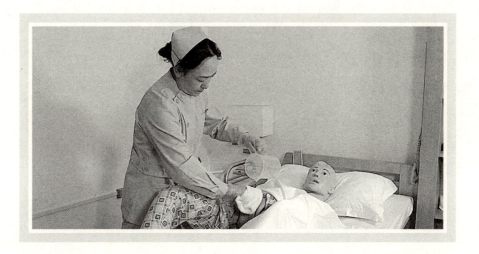

【目的】

协助卧床自理困难的老人清洁会阴,促进舒适感,预防并发症。

【操作用物】

清洁的尿布、尿垫、小毛巾、温热水、大水杯(水壶、水瓶)、水盆、卫生纸、手套、便盆、防水布、浴巾和清洁剂等。

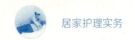

【操作前准备】

1. 评估老人

健康状态和自理程度，查看会阴清洁程度，以确定操作的方法。

2. 环境准备

清洁，关闭门窗，避免对流风。

3. 操作者准备

着装整洁，洗净并温暖双手，用手测试水温。

4. 用物准备

备齐用物。

【操作步骤】

1. 询问老人

是否需要排尿、排便。如需要，待老人排泄后再清洁。

2. 冲洗法

解释会阴冲洗方法→用物携至床边→掀开近侧盖被下段→协助老人仰卧→脱下一侧裤腿，用浴巾遮盖腿部，暴露会阴部→老人分开两腿，屈膝→一手抬起老人的臀部，另一手将防水布和便盆分别放于老人臀下（或将便盆置于防水布上一同放入）→戴好手套→一手拿小毛巾，另一手持热水杯（水壶）将温水从上到下冲洗会阴至清洁→再用毛巾擦干→撤去便盆和防水布→帮助穿裤→整理床单位→清理用物→开窗通风→洗手。

3. 擦拭法

解释会阴擦拭方法→用物携至床边→掀开近侧盖被下段→协

助老人仰卧→脱下一侧裤腿，用浴巾遮盖腿部，暴露会阴部→老人分开两腿，屈膝→一手抬起老人的臀部，另一手将防水布与尿布放于老人臀下→戴手套→先用卫生纸擦去会阴部分泌物→小毛巾蘸热水从上到下擦拭会阴部及周围皮肤（擦拭女性老人时须用手指分开阴唇）→将毛巾过清水洗干净→将会阴部水迹擦拭干净→撤去防水布→更换尿布→帮助穿裤→整理床单位→清理用物→开窗通风→洗手。

【注意事项】

（1）操作时注意老人的保暖，以免受凉。

（2）注意水温的调节，需要时更换热水。冲洗时要缓慢倒水，以免打湿被褥。

（3）清洁时注意由上向下、由前向后擦洗会阴部和肛门处，以免粪便污染尿道口，造成泌尿系统感染。

（4）操作动作要轻柔，以免在放置便盆或擦拭时损伤老人皮肤或黏膜。

（5）若会阴部分泌物较多，可用清洁剂仔细清洗后再用清水洗净，皮肤有褶皱处要翻开清洗干净。

九　指（趾）甲修剪法

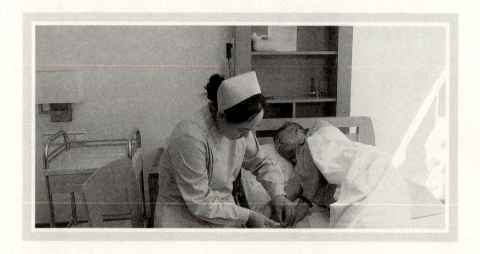

【目的】

　　修剪指（趾）甲，清除指（趾）甲缝隙间的污垢，防止病原微生物繁殖而致病。

【操作用物】

　　指甲刀、毛巾或纸巾、温水、水盆等。

【操作前准备】

　　1. 评估老人

　　健康状态和自理程度，查看手（足）与指（趾）甲的清洁程度、指（趾）甲的长短等，以确定操作的方法。

2. 环境准备

清洁、明亮。

3. 操作者准备

着装整洁，洗净并温暖双手。

4. 用物准备

备齐用物。

【操作步骤】

向老人做好解释，征得老人同意→用温水浸泡5～10分钟后洗净双手（双足），擦干→在拟修剪指（趾）甲的手或足下垫毛巾或纸巾→修剪指（趾）甲（先剪手指甲，后剪足趾甲）→用指甲刀的锉面磨平指（趾）甲边缘→操作毕涂润肤油→用纸巾包裹指（趾）甲碎屑弃掉→整理床单位→洗手。

【注意事项】

（1）指（趾）甲不要修剪得过短、过深，不要剪伤皮肤，尤其是对患有糖尿病的老人。

（2）手指甲最好圆剪，足趾甲平剪。

（3）修剪指（趾）甲可在老人沐浴后，指（趾）甲较软，便于修剪。

（4）若发现手指处有倒刺，可用剪刀剪掉，不可用手撕除。

为卧床者更换衣裤法

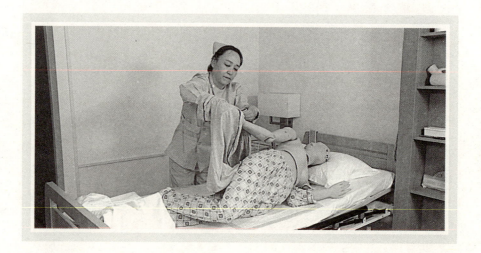

【目的】

为自理困难的老人更换清洁衣裤,促进老人舒适感。

【操作用物】

清洁、干燥、柔软的开襟或圆领上衣,清洁、干燥、柔软的裤子。

【操作前准备】

1. 评估老人

健康状况、意识状态,有无肢体移动障碍,自理能力、沟通能力、配合程度,须更换衣服的种类,以便采取合适的换衣裤方法。

2. 环境准备

清洁、温暖,关闭门窗。

3. 操作者准备

着装整洁,洗净并温暖双手。

4. 用物准备

备齐用物,老人认可自己要穿的上衣/裤子。

【操作步骤】

1. 更换开襟上衣

(1)脱衣:携用物至床旁,征得老人同意→协助老人取平卧位→掀开盖被上部,协助老人解开衣扣→一手伸入衣内握住老人近侧的手臂,向外牵拉→另一手将衣袖脱下→脱下的衣袖平整地掖于老人的身下→将盖被及时盖于老人身上,以免老人受凉→用同法脱下远侧衣袖→将污衣取出置于污衣袋内(或洗衣盆内)→检查老人的皮肤与骨隆突处有无损伤。

(2)穿衣:拿取清洁上衣→一手握住老人远侧手臂伸入远侧衣袖内→另一手从袖口内将老人手臂握住拉出→将衣袖向上穿至肩部后→再将清洁衣服从老人身下拉出→同法穿好近侧衣袖→将上衣整理平整并系好纽扣→整理床单位→洗手。

(3)为偏瘫老人更换开襟上衣:① 脱衣:先脱健侧衣袖→再脱患侧衣袖,其他操作方法同上。② 穿衣:先穿患侧衣袖→再穿健侧衣袖,其他操作方法同上。

2. 更换套头上衣

（1）脱衣：携用物至床旁，征得老人同意→掀起棉被上部，协助老人将圆领衣的下摆向上拉至胸部→一手托起老人头部稍向前倾斜→另一手从老人背后向前将衣服从头部脱下→一手握住老人上臂，另一手将近侧衣袖从袖口下拉脱下，用同法脱下远侧衣袖→及时用盖被遮盖老人身体，以防受凉→将污衣拿下置于污衣袋内（或洗衣盆内）→检查老人的皮肤与骨隆突处有无损伤。

（2）穿衣：拿取清洁套头上衣，查看衣领，辨别前后→一手握住老人一侧手臂伸入衣袖内→另一手从袖口内将老人手腕握住拉出→同法穿好另一侧→一手托起老人的头部稍向前倾→另一手握住衣服背部和领口→将衣服套入老人头部→将衣服向下整理平整→协助老人取舒适体位→整理床单位，平整无褶→洗手。

（3）为偏瘫老人更换套头衣：① 脱衣：携用物至床旁，征得老人的同意→掀开盖被上部，协助老人将套头衣的下摆向上拉至胸部，一手扶住老人健侧肩臂部，另一手从袖口将健侧衣袖脱下→一手托起老人头部→另一手从健侧向患侧将衣服从头部脱下→再一手扶住老人患侧肩臂部，另一手将患侧衣袖从袖口下拉脱下→用盖被遮盖老人身体，以防受凉→将污衣拿下置于污衣袋内（或洗衣盆内）→检查老人的皮肤与骨隆突处有无损伤。② 穿衣：拿取清洁套头上衣，查看衣领，辨别前后→先一手握住老人患侧手臂伸入衣袖内→另一手从袖口内将老人患侧手腕握住拉出→同法穿好健侧衣袖→一手托起老人的头部稍向前倾→另一手握住衣服背部和领口→将衣服套入老人头部→将衣服向下整理平整→协助老人取舒适体位→整理床单位，平整无褶→洗手。

3.更换裤子

（1）方法一：松开老人裤带、裤扣→协助老人稍抬臀或屈膝（若老人自己不能抬臀，可用一手将其一侧身体稍向上倾斜，另一手将裤腰向下拉至臀下，同法拉下另一侧裤腰）→双手从老人腰部将裤子向下脱下→检查下肢、会阴皮肤、黏膜有无损伤，骶尾骨隆突处有无压伤→拿取清洁裤子，辨别正反面→将左裤腿从裤脚口套在左臂上→再将右裤腿呈"8"字形同法套于左手臂上→左手握住老人足部，分别套入裤腿内→右手分别将两裤腿穿好→双手将裤子向上穿至老人腰部→系好腰带或裤扣→整理平整老人的衣裤，并盖好棉被→开窗通风→洗手→将老人污衣送洗衣房清洗晾晒。

（2）方法二：松开老人裤带、裤扣→协助老人稍抬臀或屈膝（若老人自己不能抬臀，可用一手将其一侧身体稍向上倾斜，将裤子向下拉至臀下，同法拉下另一侧裤子）→双手从老人腰部将裤子向下脱下→检查下肢、会阴皮肤、黏膜有无损伤，骶尾骨隆突处有无压伤→拿取清洁裤子，辨别正反面→左手从裤腿口套入至裤腰开口→轻握老人踝部，右手将裤管向上提拉→同法穿上另一只裤腿→双手分别将两侧裤腰向上提拉至臀部→协助老人稍抬臀或屈膝，将裤子向上拉至腰部（不能抬臀或屈膝者，可将一侧身体向上稍倾斜，将裤子向上提拉至腰部，同法将另一侧裤子拉至腰部）→系好裤带或裤扣→整理平整老人的衣裤，并盖好棉被→开窗通风→洗手→将老人污衣送洗衣房清洗晾晒。

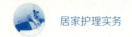

【注意事项】

（1）更换衣裤前应向老人做好解释，以取得老人的合作。为偏瘫的老人更换衣裤时应先脱健侧裤衣再脱患侧裤衣，穿衣时先穿患侧裤衣再穿健侧裤衣。

（2）操作中动作轻柔、敏捷，注意老人的安全，以防老人的损伤。

（3）操作中注意老人的保暖，尽量少暴露老人的身体。

（4）更换衣裤的同时注意观察老人的皮肤有无压伤。

（5）为老人翻身时注意不可拖、拉、推，以防擦伤。

十一　协助进食

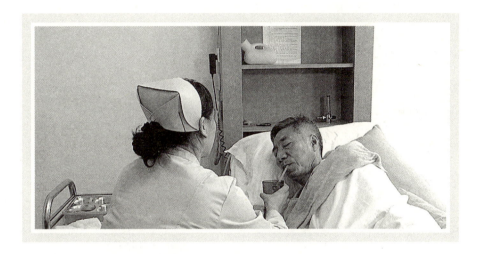

【目的】

帮助有部分自理能力的老人摄取营养。

【操作用物】

适合老人的清洁餐具，适合老人的食物；根据情况准备餐桌、椅子、床上桌或床旁桌、床上支具（靠垫、大枕、床头支架等）。

【操作前准备】

1. 评估老人

评估老人的自理能力，选择适合老人的进食方法。向老人说

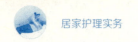

明开饭的时间和食物种类。询问老人是否需要排便排尿,并给予帮助。

2. 环境准备

进食环境清洁,光线明亮。

3. 操作者准备

着装整洁,洗手。

4. 用物准备

温度适宜的食物。

【操作步骤】

1. 床上坐位进食

(1)整理衣物:掀起盖被,整理好老人衣服。

(2)调整体位:协助老人取舒适坐位,用靠垫或枕头支撑老人背部,使体位稳定,双腿注意保暖。

(3)准备餐桌:将床上桌(或床旁桌)放好。

(4)老人准备:帮助老人洗手,擦净面部,将餐巾或干净的毛巾围于老人的胸前。

(5)饭菜置桌:将饭菜放在小桌上。

(6)传递餐具:将餐具递至老人手中,由其自己进餐。嘱咐老人先喝少量汤再进食。

(7)观察进餐:注意观察老人进食的情况,并随时给予帮助。

(8)撤去物品:进餐后及时收去餐具、小桌。

(9)漱口洁面:帮助老人适量饮水或漱口,擦净面部及双手。

(10)恢复体位:保持坐位休息20~30分钟后,协助老人恢复原体位。

2. 侧卧位进食

（1）调整体位：协助老人改为侧卧位，将靠垫或枕头分别置于老人后背和头胸部下面，使老人头胸部抬高垫起30°～50°。整理盖被、枕头。

（2）老人准备：帮助老人洗手，擦净面部。将干净毛巾围于老人胸前及枕上。

（3）放置饭菜：将饭和菜碗置于餐巾上。

（4）吸管饮水：将吸管放于水杯内递给老人，协助老人先饮少量水。

（5）递勺进食：将饭勺递给老人让其自己进食。

（6）观察进餐：注意观察老人进食的情况，并随时给予帮助。

（7）撤去物品：进餐后及时收去餐具。

（8）漱口清面：帮助老人适量饮水或漱口，擦净面部及双手。

（9）恢复体位：休息20～30分钟后，协助老人恢复原体位。

【注意事项】

（1）根据老人情况选择合适的进食方法。可坐起者采用床上坐位进食法，不能坐起但可侧卧自行进食的老人可采用侧卧位进食。

（2）根据情况选择相应的餐具便于老人使用，必要时在吃饭中再给予适当帮助。

（3）有视力障碍的老人进食前应告知其饭菜的位置，并让老人触摸到碗碟的位置，吃饭中随时关注并提醒老人。

（4）协助饮水时，叮嘱老人握紧水杯手柄，同时操作者将手放在水杯下，以防老人因手无力而打翻水杯。不能自己拿杯喝水的老人可用吸管或小勺饮水。

（5）帮助老人剔去食物中的骨头、鱼刺等。

（6）大块的食物要切成小块后食用。如，煮鸡蛋、馒头、肉块和肉丸等。

（7）不宜吃圆形、滑溜或带黏性的食物，如椰果、汤圆等。

（8）对于吞咽困难的老人应将食物粉碎成糊状，便于老人吞咽。

（9）进食、饮水的速度要慢，以防呛咳、误吸。

（10）若进食中老人感到疲惫，可休息片刻，不可催促。

（11）食物温度太低时及时加温。

十二 喂食法

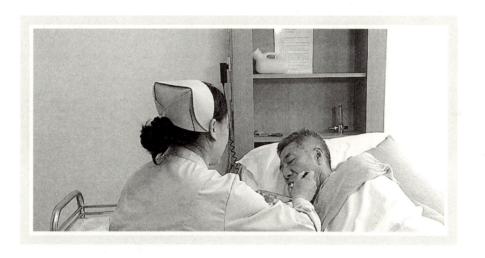

【目的】

帮助无法自行进食的老人摄取营养。

【操作用物】

适合老人的清洁餐具,温度适宜的食物;根据情况准备餐桌、椅子、床上桌或床旁桌、床上支具(靠垫、大枕和床头支架等)。

【操作前准备】

1. 评估老人

评估老人的自理能力,选择适合老人的进食方法。向老人说

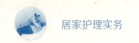

明开饭的时间和食物种类。询问老人是否需要排便排尿，并给予帮助。

2. 环境准备

进食环境清洁，光线明亮。

3. 操作者准备

着装整洁，洗手。

4. 用物准备

温度适宜的食物。

【操作步骤】

1. 调整体位

协助老人取坐位或半卧位，不能坐起的老人将头胸部抬高垫起30°～50°角。

2. 老人准备

帮助老人洗手，擦净面部，将餐巾或干净的毛巾围于老人胸前。

3. 介绍食物

让老人看清所有食物，向视力差的老人说明食物内容。

4. 少量饮汤

用汤勺喂少量汤，湿润口腔和消化道。

5. 小口喂饭

用汤勺盛1/3满的食物，喂于老人的口中，温度适宜。喂饭顺序可根据老年人的喜好和习惯。

6. 咀嚼吞咽

待老人咀嚼和吞咽后，再喂第二口，如此反复，直到老人吃完。

7. 撤去物品

进餐后及时收去餐具、小桌。

8. 漱口洁面

帮助老人漱口，擦净面部。撤去餐巾、毛巾。

9. 恢复体位

休息20～30分钟后，协助老人恢复原体位。

【**注意事项**】

（1）喂饭速度适中，不可过快。温度要适合老人习惯，若温度过低应及时加热。

（2）固体食物和液态食物、主食和菜要轮流喂入。

（3）喝汤时速度要缓慢，以防呛咳。

（4）对于吞咽困难的老人，应将食物粉碎成糊状后喂给老人。

（5）喂食带骨的肉类或鱼时，将骨头、鱼刺剔除后再喂给老人。

（6）大块的食物要切成小块，如煮鸡蛋、馒头、肉块和肉丸等。

（7）不宜喂食圆形、滑溜或带黏性的食物，如椰果、汤圆等。

（8）饭后不宜立即平卧，适当休息片刻再平卧，以防食物反流。

十三　鼻胃管喂食法

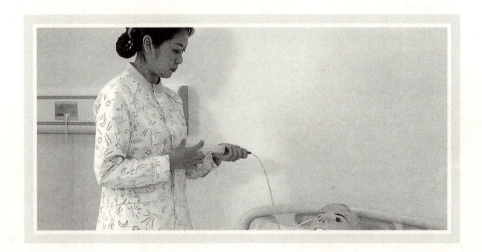

【目的】

帮助带有鼻饲管的老年人摄取营养。

【操作用物】

鼻饲流质或专业营养膳食、清洁注食器或 50 mL 注射器、温开水、水杯、纱布、夹子、棉签、干净毛巾和橡胶圈等。

【操作前准备】

1. 评估老人

评估老人意识状态、合作能力。向老人说明开饭的时间。询问老人是否需要排便排尿，并给予帮助。

2. 环境准备

进食环境清洁，光线明亮。

3. 操作者准备

着装整洁，洗手。

4. 流食准备

用间接加热法将流食加热至38～40℃，量少于200 mL。食用专业营养膳者根据说明书使用。

【操作步骤】

1. 调整体位

协助老人取舒适的坐位或仰卧抬高床头至30°～50°。将干毛巾围于老人的胸前。

2. 确定胃管

打开胃管末端开口处，用注食器抽吸胃液以确定胃管是否在胃内。

3. 注入温水

抽吸20 mL温开水注入胃内。

4. 注入流食

抽吸流食缓慢注入胃管内，注意观察老人的反应。

5. 再注温水

注完流食后再抽吸温开水20 mL注入胃内。

6. 封闭末端

取下注食器，将胃管末端小口关闭；若为无口塞的胃管，反

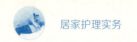 居家护理实务

折末端后用清洁纱布包裹,并用橡胶圈扎紧。

7. 撤巾洁面

取下老人胸前毛巾,协助老人擦净面部。

8. 恢复体位

保持姿势20～30分钟后,协助老人恢复原体位。

9. 洗净器具

置于清洁处保存。

【注意事项】

(1)鼻饲的用物必须保持清洁,以防发生消化道感染。

(2)每次鼻饲前应证实胃管在胃内且通畅。抽吸胃液时若发现老人胃液呈深棕色或鼻胃管位置不正确,应报告医师或护士。

(3)每日喂食4～5次,两次之间应加喂水。新鲜果汁与奶液应分别注入,防止产生凝块。

(4)每次鼻饲量不超过200 mL,间隔时间大于2小时。

(5)剩余流食不可留到下次使用。

(6)鼻饲药物要研细充分溶解后灌入,以防胃管阻塞。

(7)长期鼻饲者应每日进行口腔清洁。

(8)定期由护士更换胃管。

十四 协助老人如厕法

【目的】

（1）协理如厕困难的老人排泄。

（2）满足老人的生理需求，增进其舒适感。

【操作用物】

卫生纸、温水、水盆和毛巾。

按需备拐杖或轮椅等助行器、移动厕椅。

【操作前准备】

1. 评估老人

健康状况、自理能力和排泄习惯。

2. 环境准备

环境清洁，光线明亮，温度适宜，地面防滑。

3. 操作者准备

着装整洁，洗手。

4. 用物准备

卫生纸置于老人易取处，水盆内加温水（温度与体温接近），毛巾，必要时备拐杖或轮椅等助行器，床旁如厕备坐便椅。

【操作步骤】

1. 咨询解释

根据老人排泄习惯询问老人是否需要排泄。

2. 协助如厕

具体协助如厕步骤如下。① 征得老人同意后搀扶或帮助老人使用助行器至卫生间，或至移动厕椅旁；② 协助老人转身面对操作者，松裤带脱裤，身体稍前倾坐于便器上，双手抓稳扶手；③ 叮嘱老人安心排便，避免过于用力，便后呼叫照护者；④ 操作者暂离老人，关门但不锁门，在外静候；⑤ 便毕，协助擦净肛门，需要时用温水毛巾擦洗外阴部；⑥ 协助老人慢慢站立，穿裤，系好裤带；⑦ 冲洗便器，协助老人洗手；⑧ 送老人回房，取舒适体位；⑨ 卫生间通风。

3. 洗手，记录

洗手，记录老人排泄的次数及排泄物性状。

【注意事项】

（1）尽量让老人在卫生间如厕，老人宜坐位如厕，避免蹲位排泄。

（2）帮助老人排泄时要耐心，不要催促，以免老人因紧张而排不干净，长此以往会导致便秘、失禁或心理障碍等并发症。

（3）尊重老人，关门保护其隐私，但不能锁门，以防在发生意外情况下延误抢救时机。

（4）指导老人避免用力排便，若有排便困难，及时向护理人员汇报。

（5）鼓励老人养成定时排便的习惯，平时多食新鲜蔬果，保持大便通畅。

十五　卧床老人便器使用法

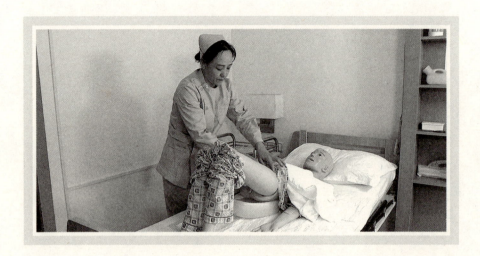

【目的】

　　协助卧床老人床上使用便器，满足老人排泄需求，增进舒适感。

【操作用物】

　　尿壶或便盆、卫生纸、一次性尿垫、一次性手套、温水、冲洗壶和毛巾。

【操作前准备】

　　1. 评估老人

　　健康状况、肢体活动能力、自理程度和心理状态。

2. 环境准备

环境清洁，酌情关闭门窗，屏风遮挡。

3. 操作者准备

着装整洁，清洗并温暖双手。

4. 用物准备

尿壶或便盆清洁无破损，水盆内加温水（按季节和个人习惯调节水温），毛巾、一次性手套和尿垫。

【操作步骤】

1. 尿壶使用法

（1）解释：告知老人尿壶使用方法。

（2）协助排尿：①平卧排尿：协助老人松裤带，褪裤至臀下，暴露会阴部，协助老人双腿屈膝外展或伸直自然分开，臀下垫尿垫；打开尿壶盖，男性将阴茎插入尿壶接尿口，女性根据尿壶接口的不同结构调整放置部位，接住尿道口，稍用力按压使之紧贴会阴部；嘱排尿，排尿后取出尿壶。②男性侧卧排尿：协助老人翻身侧卧，面向操作者，松裤带，褪裤至臀下，下腿伸直，上腿略屈曲前倾，臀下垫尿垫，打开尿壶盖，将阴茎插入尿壶接尿口，嘱排尿，排尿后取出尿壶。

（3）局部清洁：用卫生纸吸干局部尿液，或用温水清洗会阴部。

（4）安置老人：协助老人穿裤，整理床单位，置老人于舒适卧位，协助老人洗手。

（5）用物处理：撤离屏风，清洁尿壶。

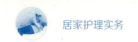

（6）洗手，记录：洗手，需要时记录尿量和尿液性状。

2. 便盆使用法

（1）解释：告知老人便盆使用方法，关闭门窗，屏风遮挡。

（2）放置便盆：① 平卧法：将老人的床头稍抬高，协助老人平卧，松裤带，将裤子褪至膝下，屈膝，臀下垫尿垫，嘱老人配合抬起臀部，同时操作者一手抬起老人的臀部，另一手将便盆放于老人的臀下（便盆窄口朝足部），被单遮盖下身。② 侧卧位：若老人无法抬臀，可将老人裤子褪至膝部，将其身体翻身侧卧，面向操作者，臀下垫尿垫，将便盆扣于老人臀部（便盆窄口朝足部），一手扶便盆，另一手扶住老人转动身体呈平卧位，被单遮盖下身。

（3）观察询问：观察老人排便的情况，并询问老人的需要。

（4）肛周清洁：排便结束，擦净肛周皮肤。

（5）取出便盆：① 平卧法：一手抬起老人臀部，另一手将便盆从老人的臀下取出。② 侧卧法：一手扶稳便盆，另一手协助老人侧卧取出便盆。

（6）安置老人：按需用温水清洁会阴和肛门处并擦干，取出尿垫，协助老人穿裤，整理床单位，置老人于舒适卧位，开窗通风。

（7）用物处理：撤离屏风，清洁便盆。

（8）洗手，记录：洗手，需要时记录粪便性状。

【注意事项】

（1）注意遮盖老人，防受凉，保护隐私。

（2）便盆须清洁、无破损。冬天可先用热水冲洗、温暖便盆。

（3）取放便盆时，托起老人臀部，避免硬拉，防止擦伤皮肤。

（4）嘱老人耐心排便，避免过于用力。不习惯卧位排便者可酌情抬高床头或协助坐起。

（5）老人便后室内通风时间要适当，防止老人着凉。

（6）便秘的老人应注意指导其多喝水，多吃富含粗纤维的食物，必要时协助老人进行腹部按摩。

（7）处理排泄物时，注意观察老人尿液和粪便的颜色、性质等，以便及时发现异常情况进行处理。

十六　尿垫、纸尿裤更换法

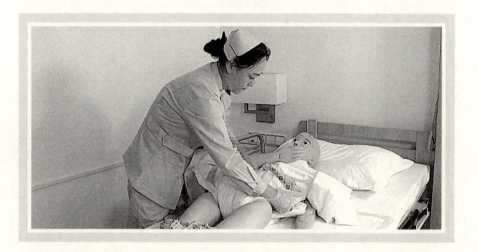

【目的】

（1）为不能自理的尿失禁老人更换纸尿裤，清洁会阴部。
（2）保持衣被整洁、干燥，预防并发症，增进舒适感。

【操作用物】

尿垫、纸尿裤、卫生纸、温水、水盆和毛巾。

【操作前准备】

1. 评估老人

健康状况、意识状态、肢体活动能力、自理程度和心理状态。

2. 环境准备

环境清洁，关闭门窗，调节室温，屏风遮挡。

3. 操作者准备

着装整洁，清洗并温暖双手。

4. 用物准备

尿垫、尺寸合适的纸尿裤、卫生纸、加温水的水盆（按季节和个人习惯调节水温）、毛巾。

【操作步骤】

1. 更换尿垫法

（1）解释：告知老人更换尿垫的目的和配合方法。

（2）翻身侧卧：将老人身体翻转呈侧卧位。

（3）局部清洁：将老人身下污染的尿垫向上折叠卷起压在臀下，用毛巾蘸热水，拧至半干擦拭会阴部及臀部（从会阴前方向后擦拭），再拧干毛巾擦拭，查看会阴部及臀部皮肤有无潮红、皮疹等异常情况。

（4）更换尿垫：将清洁尿垫一半平铺，一半卷折置于老人臀下，再将老人身体翻转成平卧位，撤下污尿垫，整理拉平臀下清洁的尿垫。

（5）安置老人：整理床单位，置老人于舒适卧位。

（6）用物处理：撤离屏风，酌情开窗通风，污尿垫放入专用尿布桶内。

（7）洗手，记录：洗手，记录局部皮肤情况。

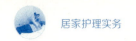

2. 更换纸尿裤法

（1）解释：告知老人更换纸尿裤的目的和配合方法。

（2）安置卧位：松开老人盖被下端，协助老人取平卧位。

（3）撤污尿裤：解开纸尿裤粘贴扣，将前片从两腿间向下后撤，将老人身体翻转成侧卧位，将污纸尿裤内面对折于臀下后取出，用卫生纸擦净污渍。

（4）局部清洁：用毛巾蘸温水，清洗臀部，再拧干毛巾擦拭。查看会阴部及臀部皮肤有无潮红、皮疹等异常情况。

（5）换新纸裤：将新的纸尿裤摊开，后部放在老人尾骶部，两侧贴腰部，前部置于两腿之间。协助老人平卧，两腿中间的纸尿裤往上拉到下腹部，把两边的胶贴对准后片两侧腰围部分，分别撕开贴牢，调整腰部和腿部的褶边，避免卡住皮肤。

（6）安置老人：整理床单位，置老人于舒适卧位。

（7）用物处理：撤离屏风，污纸裤放入专用尿布桶内。

（8）洗手，记录：洗手，记录局部皮肤情况。

【注意事项】

（1）关爱老人，动作轻柔，与老人有良好的沟通。

（2）注意遮盖老人，保护隐私，防止着凉。

（3）根据老人的体形选择尺寸合适的纸尿裤，注意腰部、腿部不要粘贴得太紧，以能放入一指为宜。

（4）注意不同性别老人纸尿裤放置的位置，女性老人宽厚部分置后，男性老人宽厚部分朝前，以防尿液漏出。

（5）如有大便，则先用卫生纸擦净，撤离尿裤后再清洗局部。

若局部皮肤发红，可涂水溶性润肤乳或鞣酸软膏保护。

（6）对于有意识障碍的老人，应定时查看其尿垫或纸尿裤浸湿的情况，及时更换，保持皮肤干燥，避免长时间排泄物刺激而导致溃烂。

十七　集尿袋更换法

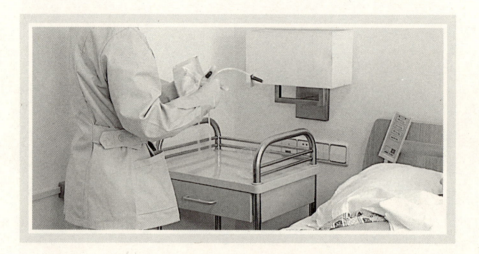

【目的】

为留置导尿管的老人更换集尿袋，预防泌尿系统感染。

【操作用物】

集尿袋、消毒液、无菌棉签、血管钳、手套、一次性垫巾、弯盘、便盆和便盆巾。

【操作前准备】

1. 评估老人

健康状况、意识状态、会阴部皮肤黏膜状况；留置导尿管时间、集尿袋内尿液的颜色及量；老人的自理能力、配合程度，以及对留置导尿管护理的知识水平和心理反应。

2. 环境准备

环境清洁，光线明亮，温度适宜，无对流风。

3. 操作者准备

着装整洁，洗手、戴口罩。

4. 用物准备

检查集尿袋的有效期及包装是否完好，消毒液的名称、浓度、有效期；无菌棉签的有效期和包装；血管钳、弯盘和一次性垫巾。

【操作步骤】

1. 核对解释

核对老人的姓名，向老人解释更换集尿袋的目的和配合方法。

2. 铺垫夹管

帮助老人平卧，记录集尿袋内尿液量，排空至便盆。暴露集尿袋的引流管和导尿管连接处，铺一次性垫巾于连接处，用无菌棉签蘸取消毒液擦拭导尿管与集尿袋引流管的接头处，血管钳夹闭导尿管。

3. 取出尿袋

打开无菌集尿袋封口，取出集尿袋，检查下端出口，确认关闭后放妥。

4. 更换连接

操作方法如下：① 两手分离导尿管和引流管，取下使用过的引流管和集尿袋放至弯盘内；② 用无菌棉签蘸取消毒液消毒导尿

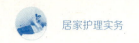

管末端开口处；③取新集尿袋，取下引流袋管口保护套，将引流袋管口与导尿管末端相连接，打开夹闭的血管钳，观察尿液引流情况。

5. 调整固定

调整引流管长度并固定于床边，引流管长度以能满足老人翻身的需要为宜。用安全夹将集尿袋的引流管固定在床单上，集尿袋固定于床沿下。

6. 安置老人

撤去尿垫，整理床单位，置老人于舒适卧位。

7. 用物处理

一次性垫巾、污引流袋弃医用垃圾袋中。

8. 洗手，记录

洗手、脱口罩，记录更换集尿袋的日期、尿液的量和性状。

【注意事项】

（1）按无菌操作规程进行操作。通常集尿袋每周更换1～2次，若有尿液性状、颜色改变，须及时更换。

（2）注意观察老人的尿液，若发现尿液混浊、有异味、含血或有颜色改变等及时报告医师。

（3）注意保持引流通畅，避免因导尿管受压、扭曲、堵塞等导致泌尿系统的感染。

（4）在离床活动时，应将集尿袋固定在大腿外侧裤子上，以防导尿管脱出。集尿袋和引流管的位置不可超过膀胱的高度并避免挤压，防止尿液反流，导致感染的发生。

（5）向老人说明摄取足够的水分和进行适当的活动对预防泌尿道感染的重要性，每天尿量应维持在 2 000 mL 以上，达到自然冲洗尿道的作用，减少尿路感染的机会，同时也可预防尿结石。

十八　更换结肠造口袋法

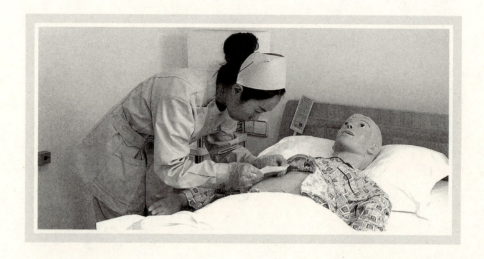

【目的】

(1) 保持造口及周围皮肤清洁，避免造口周围皮肤感染。
(2) 观察造口情况，及时发现和处理造口早期并发症。

【操作用物】

造口袋、造口测量板、治疗碗、弯盘、镊子、外用生理盐水或温水、卫生纸、一次性垫巾、便盆和便盆巾和一次性手套。

【操作前准备】

1. 评估老人

健康状况、意识状态、自理能力、心理状态、配合程度，对携带结肠造口袋生活的态度和知识。

2. 环境准备

环境清洁，光线明亮，室温适宜，屏风遮挡。

3. 操作者准备

着装整洁，洗手、戴口罩。

4. 用物准备

用物准备如下：① 造口袋：有两种类型，一种是一件式造口袋，底盘与便袋合一，使用时只需将底盘直接粘贴于造口周围皮肤上即可，用法简单，但清洁不方便；另一种是两件式造口袋，底盘与便袋分离，使用时先将底盘粘贴于造口周围皮肤上，再将便袋安装在底盘上，便袋可随时取下进行清洗。② 造口测量板：测量造口的大小。③ 其他：治疗碗2个，一个内盛外用生理盐水或温水，另一个内置适量棉球；弯盘、镊子；卫生纸、一次性垫巾、一次性手套；打开便盆巾放置便盆。

【操作步骤】

1. 核对解释

核对老人的姓名，向老人解释更换造口袋的目的和配合方法。

2. 安置体位

协助老人取舒适体位，将垫巾铺于身下结肠造口处。

3. 取下造口袋

打开腹部造口袋与底盘连接处的扣环，取下造口袋放于便盆内。

4. 清洁造口

先用生理盐水或温水棉球清洁造口及周围皮肤，再用清洁柔软的卫生纸抹干，观察造口及周围皮肤情况。

5. 测量造口

用造口测量板测量造口的大小。

6. 裁剪底盘开口

根据测量的结果，在底盘开口裁剪至合适大小，原则上底盘开口直径大于造口直径 1～2 mm。

7. 粘贴底盘

揭除底盘的粘贴保护纸，底盘开口正对造口，将底盘平整地粘贴在造口周围皮肤上，用手均匀按压底盘及周边，使其与皮肤粘贴紧密；若为两件式造口袋，先粘贴底盘，再将便袋安装在底盘上。扣好造口袋尾部袋夹。

8. 安置老人

撤去垫巾，整理床单位，置老人于舒适卧位。

9. 用物处理

一次性垫巾弃于医用垃圾袋中；倾倒造口袋内粪便，根据造口袋材质情况决定丢弃或用清水冲洗干净，晾干后备用；清洁便盆。

10. 洗手，记录

洗手、脱口罩，记录造口及周围皮肤情况、粪便的量和性状。

【注意事项】

（1）保持结肠造口周围处皮肤清洁、干燥。

（2）帮助老人更换便袋时，要注意使老人的体位舒适，动作轻柔，注意保暖和保护老人的隐私。

（3）当造口袋内充满1/3的排泄物时，应及时倾倒，更换另一个清洁便袋，以防因重力牵拉而影响造口底盘的粘贴，取下的便袋应及时处理。餐后2小时不宜更换便袋，因此时肠蠕动较活跃，易出现排便情况。

（4）注意观察老人排便的情况，若发现有排便困难或造口狭窄等情况，应及时告知医师或专业护士。

（5）饮食指导：① 宜进食高热量、高蛋白、富含维生素的少渣食物；② 食用过多膳食纤维食物，可能会引起粪便干结和排便困难，甚至出现肠梗阻，故只能适量进食；③ 洋葱、大蒜、豆类、山芋等可产生刺激性气味或胀气的食物，不宜过多食用；④ 少吃辛辣刺激食物，多饮水。

十九　开塞露通便法

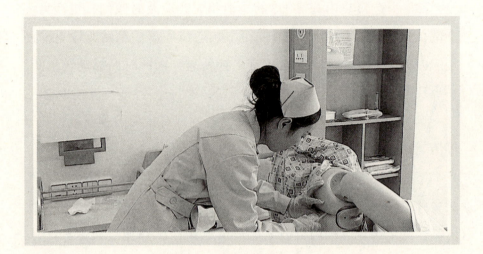

【目的】

帮助排便困难的老人解除便秘。

【操作用物】

开塞露、卫生纸巾、一次性尿垫和手套，按需备便盆和便盆巾。

【操作前准备】

1. 评估老人

健康状况、意识状态、自理能力、配合程度，便秘的原因，肛周皮肤黏膜情况。

2. 环境准备

环境清洁，光线明亮，室温适宜，屏风遮挡。

3. 操作者准备

着装整洁，洗手、戴口罩。

4. 用物准备

20 mL开塞露1个、卫生纸巾、一次性尿垫和一次性手套。

【操作步骤】

1. 核对解释

核对老人的姓名，解释操作的目的和配合方法。

2. 放置尿垫

协助老人翻身取左侧卧位，臀下放置尿垫。

3. 注入药液

将开塞露的瓶帽取下（无瓶帽者将封口端平整剪去），挤出少量药液润滑开口处，左手分开臀裂暴露肛门，右手将开塞露轻轻插入肛门后将药液全部挤入直肠内，退出开塞露药瓶，用纸巾擦净肛门处。

4. 嘱咐老人

保留5～10分钟后排便，整理床单位。

5. 用物处理

撤离屏风，撤出尿垫弃于医用垃圾袋中。

6. 洗手，记录

洗手、脱口罩，记录老人的排便情况。

【注意事项】

（1）操作时动作轻柔，以防损伤肛周黏膜。

（2）自理困难的老人排便后帮助其擦净肛门处，必要时给予清洗。

（3）对经常便秘的老人应指导其多喝水，多吃含粗纤维的食物，以预防发生便秘。

二十　人工取便法

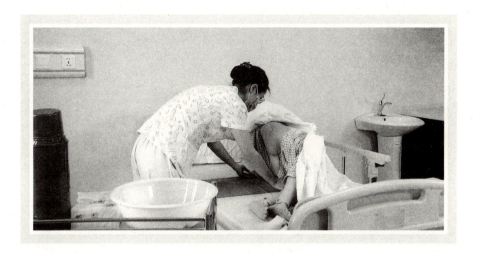

【目的】

为严重便秘、粪便嵌塞的老人解除便秘。

【操作用物】

乳胶手套、润滑油、卫生纸、尿垫、热水、毛巾、便盆和便盆巾。

【操作前准备】

1. 评估老人

健康状况、意识状态、自理能力、配合程度；便秘、粪便嵌

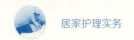

塞的情况；有无肛门疾病，如痔、肛裂等。

2. 环境准备

环境清洁，光线明亮，关闭门窗，室温适宜，屏风遮挡。

3. 操作者准备

着装整洁，修剪指甲、洗手、戴手套。

4. 用物准备

检查乳胶手套的规格和有效期，润滑油、卫生纸巾、一次性尿垫，水盆内倒入热水，打开便盆巾放置便盆。

【操作步骤】

1. 核对解释

核对老人的姓名，解释操作的目的和配合方法。

2. 准备体位

协助老人翻身取左侧卧位，双腿屈膝，褪裤暴露肛门，臀下放置尿垫。

3. 人工取便

操作者戴上手套，将涂润滑剂的示指慢慢插入老人直肠内，触到硬物时注意大小、硬度，然后机械地破碎粪块，取出粪便放入便盆内。取便结束后脱去手套，用柔软卫生纸擦拭肛门处，用热水为老人清洗肛门，按需用热水毛巾热敷肛门处。

4. 清理用物

撤出尿垫，整理床单位，酌情开窗通风，清理便盆。

5. 洗手，记录

洗手，记录操作情况。

【注意事项】

（1）操作前要评估老人的健康状况，用人工取便易刺激迷走神经，故对罹患心脏病、脊椎受损者须慎重使用；仔细询问和观察老人有无痔、肛裂。

（2）操作者仔细修剪指甲，以免划伤肛门和直肠黏膜。

（3）操作时若老人感觉疼痛，或出现面色苍白、出冷汗等不舒服情况时，应立即停止操作，通知医护人员。

（4）不可使用任何器械进行取便。

（5）取便后可用热水毛巾热敷肛门处20分钟，以促进肛门括约肌的回缩。

二十一　小量不保留灌肠

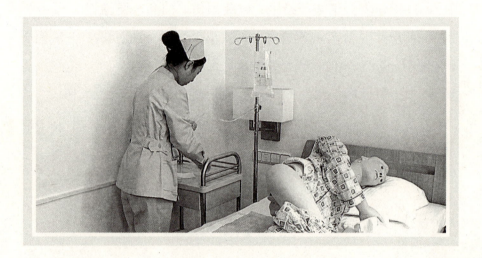

【目的】

（1）软化粪便，解除便秘。

（2）排出肠内气体，减轻腹胀。

【操作用物】

一次性灌肠筒或注洗器、肛管、止血钳、灌肠溶液、量杯、水温计、棉签、润滑剂、一次性垫巾、手套、卫生纸、弯盘和盐水架。

【操作前准备】

1. 评估老人

年龄、健康状况、意识状态、心理状况、自理能力、配合程度和排便情况。

2. 环境准备

环境清洁、光线明亮、关闭门窗、室温适宜、屏风遮挡。

3. 操作者准备

着装整洁、修剪指甲、洗手、戴口罩。

4. 用物准备

（1）检查一次性灌肠包的规格、有效期、包装是否完好；（2）按医嘱配置灌肠溶液：①"1、2、3"溶液（50%硫酸镁30 mL、甘油60 mL、温水90 mL）；②甘油或液状石蜡50 mL，加等量温开水；③各种植物油120～180 mL，溶液温度38℃。

【操作步骤】

1. 核对解释

核对老人的姓名，解释操作的目的和配合方法。

2. 安置体位

协助老人取左侧卧位，双腿屈膝，褪裤至膝部，臀部移至床沿，臀下垫巾，置弯盘于臀边。

3. 连接、润滑肛管

将灌肠袋挂在盐水架上，倒入配置好的溶液，液面距肛门小于30 cm（或直接用注洗器抽吸灌肠溶液），连接肛管，润滑肛管

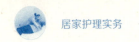

前端、排气、夹管。

4. 插管灌液

左手垫卫生纸分开臀部，暴露肛门，嘱老人深呼吸，右手将肛管从肛门轻轻插入7～10 cm，松开血管钳，缓缓注入溶液。

5. 夹管拔管

溶液即将灌完，用血管钳夹管，卫生纸包裹肛管轻轻拔出，放入弯盘内。

6. 安置老人

用卫生纸擦净肛门，协助老人取舒适卧位，嘱其尽量保留10～20分钟再排便。对不能下床的老人，给予便盆，将卫生纸、呼叫器放于易取处。撤出尿垫，整理床单位。

7. 用物处理

一次性灌肠筒或注洗器、肛管等弃医用垃圾袋中，清理便盆。

8. 洗手记录

洗手、脱口罩，记录灌肠结果。

【注意事项】

（1）按医嘱准备灌肠液，溶液的温度、剂量准确。

（2）操作时动作轻柔，关爱老人，保护隐私，与老人有良好的沟通。

（3）灌肠速度不宜过快，不可将空气灌入肠道内。

（4）注意观察老人反应，若发现心慌、气促、腹痛，应立即停止灌肠，并与医护人员联系。

（5）指导老人保持健康的生活习惯，维持正常的排便习惯。

二十二　翻身叩背

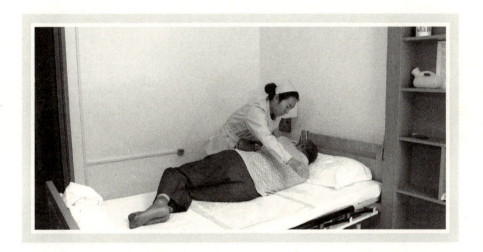

【目的】

帮助长期卧床或咳痰无力的老人将呼吸道的痰液排出，预防呼吸道并发症。

【操作用物】

痰杯、温开水和软枕数个。

【操作前准备】

1. 评估老人

包括老人意识状态、全身健康状况、呼吸道痰液情况及咳痰

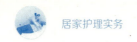

力度。

2. 环境准备

环境清洁，温度适宜，关闭门窗。

3. 操作者准备

着装整洁，洗手。

4. 用物准备

备齐用物，放置合理。

【操作步骤】

1. 解释

向老人介绍叩背的目的和方法，取得老人配合。

2. 翻身侧卧

（1）面向操作者翻身方法：老人平卧位，双手放于胸腹部，两腿屈曲，分别移动老人头部、肩部和臀部及双下肢至远侧床边→将老人近侧手放于枕旁，远侧手仍在胸腹部→近侧腿伸直，远侧腿搭在近侧腿上→操作者一手扶持老人远侧肩部，另一手扶持老人远侧髋部将身体向近侧翻转呈侧卧，使老人面向操作者→让老人胸前抱一软枕→取另一软枕置于上侧小腿下方。

（2）背向操作者翻身方法：同上，只是远近侧相反。

3. 检查皮肤

嘱老人放松，暴露老人背部，检查并确认背部皮肤无损伤后只留单层内衣覆盖叩击部位。

4. 背部叩击

操作者一手扶助老人肩部使其体位稳定，另一手触摸脊柱、背部肋骨下缘定位（避开脊柱和肾区）→将手掌呈背隆掌空状（五指并拢，微弯曲手指，使手背隆起）→从下（肋骨下缘）至上（肺尖）、由外向内叩击老人背部→鼓励老人咳嗽咳痰。

5. 安置体位

协助老人漱口，将老人衣服整理平整，安置老人于舒适体位。可用软枕为其背部和肢体做好支撑。

6. 用物处理

处理痰液，清洗痰杯。

7. 洗手，记录

洗手、开门窗、记录（包括痰液的色、质、量）。

【注意事项】

（1）此法适用于神志清醒、能够配合且身体状况允许此项操作的老人，禁用于神志不清、患有肺栓塞、咯血、肺结核及有胸背部外伤的老人。

（2）叩背时，老人可取坐位或侧卧位，并保持体位稳妥。

（3）若痰液黏稠不易咳出，可先行雾化吸入或使用祛痰药等稀释痰液，再进行叩背排痰，但对于咳痰无力的老人应慎重。

（4）叩背时注意保暖，防止老人受凉。

（5）叩击时使用手腕力量，以指腹和大小鱼际迅速而有节奏地叩击，发出空洞声。叩击力度适中，以老人不感到疼痛为宜。

（6）根据老人身体状况决定叩背的时间，一般每次5～10分钟，操作中随时密切观察老人的反应，若有不适及时停止。

（7）叩击应安排在餐后2小时至餐前30分钟。

二十三　协助老人床与轮椅间的转移法

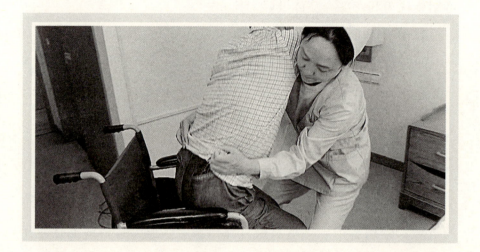

【目的】

帮助老人安全移动，增加老人活动范围。

【操作用物】

轮椅、按需准备毛毯。

【操作前准备】

1. 评估老人

了解老人的意识状态、身体状况、合作程度、活动能力及时间。

2. 环境准备

环境清洁，光线明亮，温度适宜，活动区域地面平坦、无障碍物。

3. 操作者准备

着装整洁，洗手。

4. 用物准备

检查轮椅的稳定与安全（坐垫、背靠、扶手及把手完好无松脱；轮胎气量适宜；脚踏板稳定，功能良好，并处于收起状态）。

【操作步骤】

1. 解释

向老人介绍操作的目的和方法，并取得老人的配合。

2. 协助老人从床向轮椅转移

（1）放置轮椅：轮椅推至床旁，椅背与床尾齐平，轮椅与床平行或形成小于45°夹角，拉起刹车固定车轮，防止移动。

（2）协助坐起：协助老人依次移动头部、肩部和臀部及双下肢至近侧床边→双腿下垂，帮助其穿鞋→老人双手扶在操作者的肩部或交叉相握于操作者颈后，操作者一手托老人肩部，一手托腰部，顺势缓慢地将老人扶起。

（3）移至轮椅：操作者左膝抵住老人右膝，右腿在后微下蹲，重心下移，双手臂抱住老人腰部夹紧或环绕至老人背后拉住腰带，老人身体前倾靠于操作者肩部，将老人向前向上拉起至站立→操作者以自身为轴转动身体，顺势将老人移入轮椅内→放下踏板，将老人双脚放于其上，并嘱咐老人手扶轮椅扶手靠后坐。

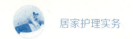

（4）调整坐姿：老人双手在胸前交叉互握前臂，操作者在老人背后，双手经老人腋下握住老人前臂，将老人身体上抬并向椅背移动，使身体坐满轮椅座位。

（5）安全保护：系上安全带，按需保暖。

3. 协助老人从轮椅向床上转移

（1）放置轮椅：轮椅推回至床旁，位置、方法同前，拉起刹车固定车轮。

（2）向床转移：协助老人从轮椅向床上转移，方法与上述步骤相反。

（3）安置老人：协助老人取舒适卧位，整理床单位。

4. 用物处理

轮椅折叠，归位。

5. 洗手

结束后洗净双手。

【注意事项】

（1）严禁老人踩着脚踏板上下轮椅。正确使用安全带，安全带的卡扣放置在轮椅背后，松紧适宜。

（2）轮椅定期保养维护，保持完好状态；使用前仔细检查各零部件。

（3）驻车时须制动，避免轮椅滑动引发意外。

（4）操作中注意老人的安全、舒适和保暖，改变体位时动作轻缓，注意观察老人反应。

（5）转移老人时，尽量使老人的身体靠近操作者，以便稳定和节力，并注意保护操作者自身的腰部。

二十四　协助偏瘫老人床与轮椅间的转移法

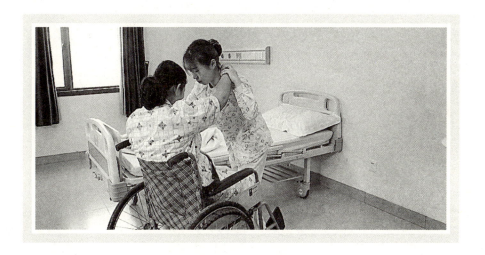

【目的】

协助偏瘫的老人扩大活动范围，使其能安全移动。

【操作用物】

轮椅、按需准备毛毯。

【操作前准备】

1. 评估老人

了解老人的意识状态、身体状况（包括偏瘫状况）、合作成

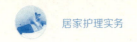

度、活动能力及时间。

2. 环境准备

环境清洁,光线明亮,温度适宜,活动区域地面平坦、少障碍物。

3. 物品准备

检查轮椅的稳定与安全(坐垫、背靠、扶手及把手完好无松脱;轮胎气量适宜;脚踏板稳定,功能良好,并处于收起状态)。

4. 操作者准备

着装整洁,洗净双手。

【操作步骤】

1. 解释

介绍操作的目的和方法,并取得老人的配合。

2. 协助偏瘫老人从床向轮椅转移

(1)放置轮椅:轮椅推至床旁,置于老人健侧,轮椅与床形成30°~45°夹角,拉起刹车固定车轮,防止移动。

(2)协助坐起:协助老人床上坐起方法同"协助老人床与轮椅间的转移法"。

(3)移至轮椅:操作者面对老人,将老人患侧手臂放于操作者的颈肩部,健侧手臂在操作者颈后紧握患侧手臂。操作者一腿抵住老人患腿膝部,或双膝同时顶住老人的膝部及足部,双手臂环抱老人腰部或拽住腰带将老人用力抱起站稳,操作者以自身为轴转动,顺势将老人安全移入轮椅内。

(4)调整坐姿:嘱老人健侧手扶轮椅扶手,协助其靠后坐满椅座。放下踏板，将老人双脚放于其上。

（5）安全保护：系上安全带，按需保暖。

3. 协助偏瘫老人从轮椅向床上转移

（1）放置轮椅：轮椅推回至床旁，位置、方法同前，拉起刹车固定车轮。

（2）向床转移：协助老人由轮椅向床转移，方法与上述步骤相反。

（3）安置老人：协助老人取舒适卧位，整理床单位，拉起床栏。

4. 用物处理

轮椅折叠、归位。

5. 洗手

结束后洗净双手。

【注意事项】

（1）同"协助老人床与轮椅间的转移法"。

（2）辅助转移时避免拖拽老人患侧肢体，推行过程中嘱老人健肢抓稳扶手，尽量靠后坐，以防发生意外。

二十五　轮椅移动法

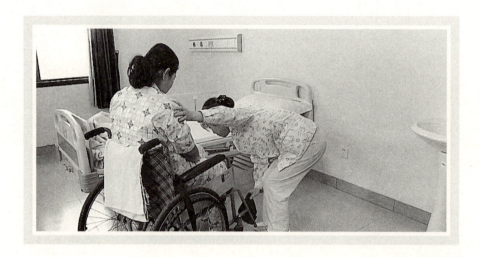

【目的】

安全移动老人，增加老人活动范围，满足老人社交和户外活动的需要。

【操作前准备】

1. 评估老人

了解老人身体状况、合作程度和活动意愿。

2. 环境准备

环境清洁，光线明亮，温度适宜，活动区域地面平坦、少障碍物。

3. 操作者准备

着装整洁，洗净双手。

【操作步骤】

1. 解释

介绍出行的目的地及注意事项，并取得老人的配合。

2. 轮椅移动

操作者双手握住把手平稳推行。

（1）上坡：操作者踩踏轮椅后倾杆，同时下压车把，使前轮抬起上坡，平稳上推。

（2）下坡：观察下坡道路是否安全无障碍，操作者采用后拉倒退方式，缓慢、平稳地倒行至平地。

【注意事项】

（1）轮椅移动过程中遇到进出门或障碍时，勿用轮椅撞门或障碍物。

（2）轮椅推行时保持平稳，速度不宜过快，遇障碍物尽量绕行。

（3）下坡时采用后拉倒退的方式，缓慢退行，退行前先观察环境及路面情况，以确认安全无障碍。

（4）移动过程中应给老人系好安全带，驻车时须制动，以防意外。

（5）轮椅推行时，注意观察老人反应，将路面情况的变化及时告知，使老人心理上有所准备，并提示老人采取相应的体位变化。

二十六　冰袋的使用

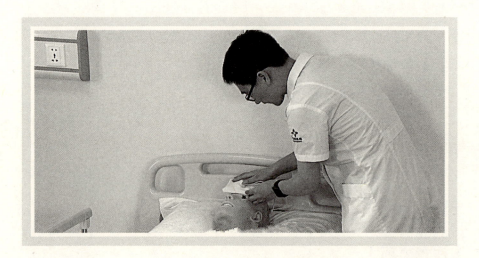

【目的】

降温、止血、镇痛、消炎和消肿。

【操作用物】

冰袋、冰块、布套、毛巾、脸盆、冷水，或化学冰袋、布套。

【操作前准备】

1. 评估老人

了解老人的意识状态、体温及冰敷部位皮肤状况。

2. 环境准备

环境清洁，温度适宜。

3. 操作者准备

着装整洁，洗手。

4. 用物准备

检查冰袋是否完好。

【操作步骤】

1. 解释

向老人解释使用冰袋的目的，取得配合。

2. 装冰备袋

将冰块放入盆内，用冷水冲去棱角；小冰块装袋1/2～2/3满，再加入少量冷水，排尽空气，夹闭袋口；毛巾擦干袋外的水渍，倒提冰袋，确认无漏水后装入布套内。若使用化学冰袋，先将冰袋放入冰箱冷冻室，待凝胶变为固态时，取出后用布套包裹。

3. 放置部位

（1）高热降温时，置冰袋于前额、头顶部和体表大血管处（颈部两侧、腋窝和腹股沟等）；

（2）镇痛、消炎时，置冰袋于须冷敷的部位。

4. 密切观察

每隔10分钟查看一次冰敷部位皮肤颜色，若冰敷部位皮肤出现苍白、发紫或有麻木感，须立即停止使用。同时，检查冰袋有无漏水，并询问老人感受。

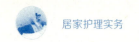
居家护理实务

5. 安置老人

冷疗结束，撤去冰袋，协助老人取舒适卧位，整理床单位。

6. 用物处理

倒空冰袋内冰水，倒挂晾干，吹进少量空气，夹紧袋口放于干燥处；布套、毛巾清洗晒干；化学冰袋擦净后收纳。

7. 洗手记录

洗手，记录冷疗部位、时间。

【注意事项】

（1）冰敷时间20～30分钟。若须重复使用，至少间隔60分钟，给予局部组织复原时间。

（2）枕后、耳郭、心前区、腹部、阴囊和足底部禁使用冰袋。

（3）若用于高热老人的降温，应在使用冰袋后30分钟复测体温，当体温降至38℃时，可停止使用。

（4）若没有传统冰袋，可用家用热水袋代替。

二十七　冷湿敷

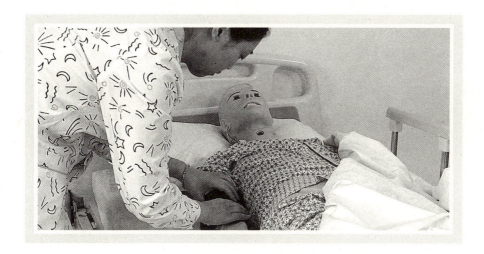

【目的】

降温、止血、消肿、消炎和止痛。

【操作用物】

脸盆、冰水或冷水、敷布，必要时备塑料纸。

【操作前准备】

1. 评估老人

了解老人的意识状态、体温及冷湿敷部位皮肤状况。

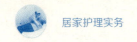

2.环境准备

环境清洁，温度适宜，关闭门窗。

3.操作者准备

着装整洁，洗手。

4.用物准备

脸盆内盛冰水或冷水。

【操作步骤】

1.解释

向老人解释冷湿敷的目的，取得配合。

2.准备敷布

协助老人取舒适体位，暴露冷敷部位，将敷布用冰水或冷水浸湿后拧至半干（以不滴水为宜），展开。

3.行冷湿敷

敷布折叠后敷于局部，必要时盖上塑料纸、棉被。每3～5分钟更换一次敷布。

4.密切观察

冷湿敷期间，须密切观察冷湿敷部位的皮肤状况，并询问老人感受。若局部皮肤出现颜色苍白、青紫或有麻木感，应立即停止使用。

5.安置老人

冷湿敷完毕，取下敷布，擦干冷湿敷部位，协助老人取舒适体位，整理床单位。

6.用物处理

敷布清洗晒干。

7. 洗手记录

洗手，记录包括冷疗部位及时间。

【注意事项】

（1）持续冷湿敷一般不超过20分钟。

（2）枕后、耳郭、心前区、腹部、阴囊、足底部禁冷湿敷。

（3）若用于高热老人的降温，应在冷湿敷后30分钟复测体温。

（4）有局部血液循环不良、慢性炎症或深部有化脓灶时不宜用冷湿敷。

二十八　温水擦浴

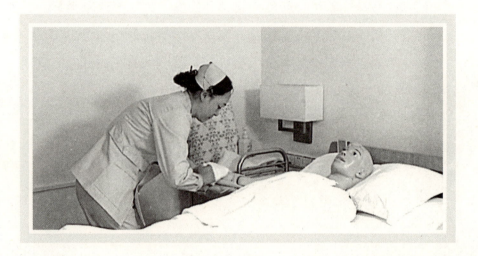

【目的】

为高热老人降温。

【操作用物】

脸盆、温水、水温计、大毛巾和小毛巾，必要时准备衣裤。

【操作前准备】

1. 评估老人

了解老人的意识状态、体温、身体活动能力及全身皮肤状况。

2. 环境准备

环境清洁，温度适宜，关闭门窗。

3. 操作者准备

着装整洁，洗手。

4. 用物准备

脸盆倒入适量温水，用水温计测量水温，水温以32～34℃为宜。

【操作步骤】

1. 解释

向老人解释擦浴的目的，取得配合。

2. 松被脱衣

松开盖被，协助老人脱去上衣，盖在前胸，将大毛巾垫于擦拭处下方。

3. 擦拭方法

将小毛巾浸入温水中，拧至不滴水，缠于手上成手套状，以离心方向擦拭。擦拭完毕，用大毛巾擦干皮肤。

4. 擦拭顺序

（1）双上肢：取仰卧位，颈外侧→肩→上臂外侧→前臂外侧→手背；侧胸→腋窝→上臂内侧→前臂内侧→手心。

（2）背腰部：取侧卧位，背部→腰部→臀部，协助穿衣。

（3）双下肢：取仰卧位，脱裤。① 外侧：髂骨→下肢外侧→足；② 内侧：腹股沟→下肢内侧→内踝；③ 后侧：臀下→大腿后侧→腘窝→足跟；协助穿裤。

5. 擦拭时间

每侧（四肢、背腰部）擦拭3分钟。

6. 观察

擦拭过程中观察老人反应。若出现寒战、面色苍白，以及脉搏、呼吸异常等情况，立即停止擦拭。

7. 安置老人

协助老人取舒适体位，整理床单位。

8. 用物处理

毛巾洗净晒干。

9. 洗手、记录、开门窗

洗手，记录操作情况，开门窗通风。

【注意事项】

（1）擦浴全过程一般不超过20分钟，避免老人着凉。

（2）胸前区、腹部、后颈部、足底部禁擦拭。

（3）擦拭至体表大血管处（如腋窝、肘窝、腹股沟、腘窝等）时，可稍用力并适当延长停留时间，以促进散热。

（4）擦浴30分钟后应复测体温，并记录。

二十九　压疮的预防性护理

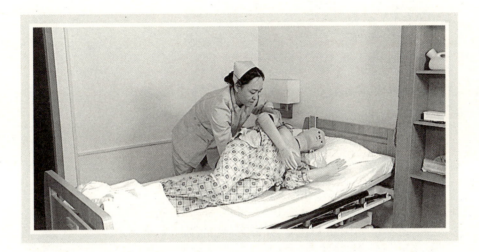

【目的】

（1）避免局部组织长期受压导致组织破损坏死。

（2）保持皮肤清洁、干燥、舒适。

（3）检查受压部位及骨骼突出处，及时处理异常情况。

【操作用物】

压疮评估量表、翻身记录卡。按需准备洗浴用品、二便失禁管理用品、全身减压装置（如交替充气床垫）、局部减压装置（如海绵垫、水垫、凝胶体位垫、充气垫等）和减压敷贴。

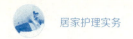 居家护理实务

【操作前准备】

1. 评估老人

了解老人的意识状态及合作程度。

2. 环境准备

环境清洁,光线明亮,温度适宜(24~26℃)。

3. 操作者准备

着装整洁,洗手。

4. 用物准备

用物清洁,功能完好,检查减压敷贴有效期。

【操作步骤】

1. 解释

向老人解释操作目的,取得老人配合。

2. 评估危险因素

使用压疮评估量表,对老人发生压疮的危险因素进行评估,包括老人体型、皮肤类型、活动能力、营养状况、有无慢性疾病及二便功能等,检查老人全身皮肤。

3. 避免刺激因素

做好皮肤清洁护理,控制局部潮湿;保持床单位、老人衣服等整洁干燥;安置舒适合理的体位;若老人有二便失禁情况,做好失禁的管理。

4. 预防措施

(1)定时翻身:根据老人情况,1~2小时更换体位一次,翻

身时动作轻柔,不得使用拖、拉等动作。

（2）减少受压：根据需要放置充气床垫等全身减压装置,或选用适当的局部减压装置以缓解局部组织压力。

（3）局部处理：重点检查压疮高危部位皮肤,若局部出现压疮倾向,须即刻更换体位或架空该部位,并采取促进局部血液循环的措施；若局部已出现压疮,根据压疮分期法进行判断,按照创面所处的不同阶段采取相应措施,必要时选用合适的减压敷贴。

5. 洗手,记录

洗手,记录包括翻身时间、体位与局部创面情况。

【注意事项】

（1）不可在使用减压装置后省略其他预防压疮的措施,若使用气垫床,之后仍须定时翻身。

（2）定期全面复评全身皮肤状况,重点关注骨隆突部位。

（3）加强全身营养支持,增强皮肤抵抗力。

（4）提供合理的健康教育并注重对老人的心理支持。

（5）若身体状况允许,尽量鼓励老人自己变换体位,进行床上床下活动,有功能障碍的老人尽早开始功能锻炼。

（6）反应性充血的皮肤组织禁止按摩或用力擦洗。

（7）压疮的局部治疗应由专业的造口治疗师或医生指导或完成,照护人员应随时观察创面的变化,做好配合和记录。

三十　保护具使用法

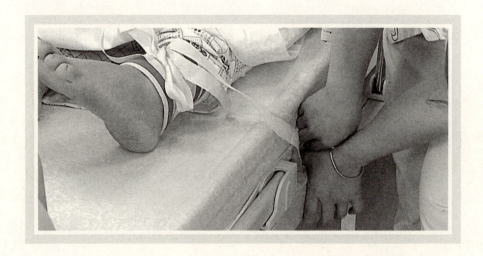

【目的】

防止老人因意识不清发生坠床、撞伤、抓伤、自伤或伤及他人、计划外拔管等意外事件发生。

【操作用物】

按需准备床栏、防抓手套、适用于不同肢体部位的安全保护带及棉垫等。

【操作前准备】

1. 评估老人

评估老人的意识状态、健康状况及身体的活动能力，需要使用何种保护具，使用保护具部位的皮肤状况。

2. 环境准备

环境清洁、安全。

3. 操作者准备

着装整洁，洗手。

4. 用物准备

保护具清洁，功能完好。

【操作步骤】

1. 解释

向老人及家属解释使用保护具的目的，征得家属同意并在保护具使用知情同意书上签字。

2. 安置体位

协助老人取舒适体位，注意保暖。

3. 保护具使用

（1）床栏：① 多功能可拆卸床栏：将床栏固定杆插入两侧床沿插孔→检查床栏，确认安装牢固。② 半自动床栏：拉起床栏→检查床栏，确认安装牢固。

（2）防抓手套：帮老人戴好手套，手套有防抓板一面为掌侧面→调整手套腕部松紧，粘好粘扣带→必要时将扁带固定于床沿。

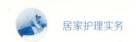

（3）手腕及踝部安全保护带：选择尺寸合适的安全保护带→用棉垫或小毛巾包裹手腕或足踝部→将保护带套在棉垫或小毛巾外稍拉紧系好结→将保护带尾端固定于两侧床沿。

（4）肩部安全保护带：①普通型：将保护带的两个袖筒套在老人两肩部→腋窝部衬好棉垫→两袖筒上的细带在胸前打结固定→将袖筒延伸部分的宽带系于头端床沿→取一软枕立于床头，以防老人头部撞到床头栏板。②改良型：扶助老人床上坐起→将保护带襻套端朝向老人背部经由头部套入→将胸前长带经腋下绕过，交叉穿过背部襻孔→扶助老人平卧→将长带固定于两侧床沿。

（5）膝部安全保护带：两膝衬棉垫→将安全保护带横放于两膝上→宽带下的两条双头细带分别包裹于棉垫外固定膝关节→将宽带两端分别固定于两侧床沿。

4. 安置老人

盖好被，整理床单位。

5. 洗手，记录

洗手，记录（包括使用保护具的原因、起始时间、使用部位、巡视时间及情况、停用时间等）。

【注意事项】

（1）使用安全保护带是对老人肢体约束的保护性制动措施，须在家属知情同意的前提下使用，同时做好老人的心理护理。

（2）安全保护带在可用可不用的情况下尽量不用。必须使用时，应15～30分钟巡视一次，检查保护具固定效果、老人体位舒适度、局部皮肤情况、外周循环情况以及肢体是否处于功能位置，发现异常及时处理。

（3）安全保护带固定松紧合适，以老人活动时肢体不脱出又不影响血液循环为宜。每2小时放松一次，并进行局部按摩，每次放松时间不少于10分钟。

（4）安全保护带应固定于床沿，不能固定在床栏等活动部件上。

三十一　徒手搬运与平车使用

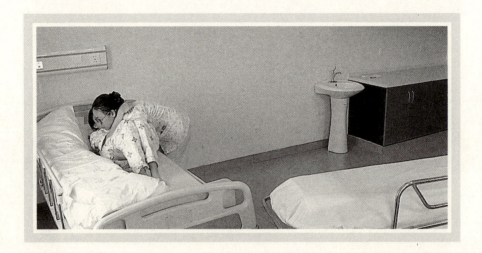

【目的】

将老人从床上移位到平车，帮助卧床老人临时转移。

【操作用物】

平车、盖被或毛毯，按需准备帆布兜或中单、转运板（过床易）。

【操作前准备】

1. 评估老人

评估老人身体状况、体重、有无输液或其他引流管等，选择合适的搬运法。

2. 环境准备

环境清洁,转运区域无障碍物。

3. 操作者准备

着装整洁,洗手。

4. 用物准备

平车各部件功能良好,帆布兜或中单、转运板(过床易)结实无破损。

【操作步骤】

1. 解释

向老人解释搬运的目的,取得配合。

2. 搬运老人

(1)挪动法:平车并排紧靠床边→踩下刹车固定平车→操作者身体抵住平车→协助老人按上身、臀部、下肢的顺序依次向平车挪动直至移至平车中间。

(2)单人搬运法:平车推至老人床尾,使平车头端靠近床尾并与床形成钝角→踩下刹车固定平车→操作者一手由老人腋下插入背后托住肩背部,一手托住老人两大腿根部,老人双手环抱住操作者颈肩部→抱起老人后向侧方移步转向平车,将老人轻放于平车上。

(3)两人搬运法:平车摆放位置同单人搬运法→老人双手交叉置于胸腹部→两人位于床的同侧,一人托住老人头颈肩部和腰部,另一人托住老人臀部和腘窝处,两人同时合力抬起,使老人身体

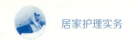
居家护理实务

稍向操作者侧倾斜→由一人发令,两人同步侧向移至平车,将老人轻放于平车上。

(4)三人搬运法:平车摆放位置同单人搬运法→老人双手交叉置于胸腹部→三人位于床的同侧,一人托住老人头颈肩部和背部,一人托住腰部和臀部,另一人托住腘窝和小腿,三人同时合力抬起,使老人身体稍向操作者侧倾斜→由一人发令,三人同步侧向移至平车,将老人轻放于平车上。

(5)四人搬运法:①借助帆布兜或中单搬运法:老人腰、臀下铺帆布兜或中单→平车并排紧靠床边→踩下刹车固定平车→甲站在床头托住老人头、颈、肩部,乙站在床尾托住老人双小腿,丙和丁分别站在床和平车两侧,紧抓帆布兜或中单四角→四人同时发力抬起,将老人轻稳移至平车中央。②借助床单搬运法:拆松床单→平车并排紧靠床边→踩下刹车固定平车→甲和乙分别站于床头尾两端,抓紧床单四角(将床单略收拢至比肩略宽);丙和丁分别站在床和平车两侧,紧抓床单两侧边中段位置→四人同时发力抬起,将老人轻稳移至平车中央。

3. 安置老人

取舒适体位,盖好被。

4. 平车使用

拉好平车护栏或做必要的固定,松刹车,平稳推车行进。

5. 用物处理

清理平车、帆布兜,归位。

6. 洗手

洗净双手。

【注意事项】

（1）动作轻稳熟练，关爱老人，与老人有很好的沟通。

（2）搬运前应评估老人体重及操作者自身力量，选择相应的搬运法，不可勉强操作。

（3）多人搬运时注意步调一致，以防老人摔伤。

（4）老人身上有导管时，要先妥善固定好导管再搬运，防止脱落。

（5）搬运脊柱受伤老人应在医护人员指导下进行，避免脊柱扭曲。

（6）上下平车须先锁止轮刹固定平车，平车转移过程中应拉起两侧护栏或做必要的固定，避免老人跌出。

（7）上下坡时应使老人头部处于高处，即上坡时头在前，下坡时头在后。平车车轮若有大小，则大轮端为头端。

（8）推平车进出门或遇到障碍物时，不可用平车撞门或障碍物，必要时可请他人帮助。

（9）搬运时注意节力原则，操作者做好自身保护。若有条件，可借助转运板（过床易）等工具进行移位。

三十二　拐杖使用

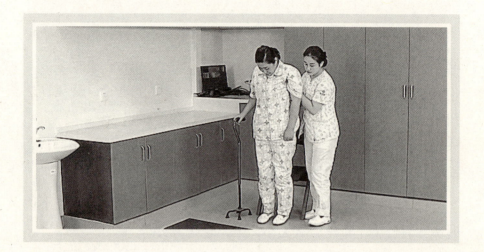

【目的】

（1）协助平衡能力差、下肢无力或有功能障碍如关节炎、脑卒中等，需要借助支撑物才能保持身体平衡的老人行走。

（2）有助于视力不佳的老人避让行动途中的障碍物。

【操作用物】

手杖或腋杖。

【操作前准备】

1. 评估老人

意识状态、四肢活动度、合作程度。

2. 环境准备

环境清洁，光线明亮，温度适宜，活动区域避免地面潮湿且无障碍物。

3. 操作者准备

着装整洁，洗手。

4. 用物准备

检查拐杖橡皮头及螺丝有无变形和损坏；调整拐杖至合适的高度。

【操作程序】

1. 解释

向老人解释使用拐杖的目的和方法，取得老人配合。

2. 手杖的使用（以偏瘫老人为例）

协助老人平稳站立。

（1）老人自行行走法：老人重心在健侧下肢，手杖向前拄出一步，患侧下肢向前迈出一步，重心转移到患侧与手杖上，健侧下肢跟上。遵循"手杖、患侧、健侧"的顺序前行。

（2）操作者协助患者行走法：①方法一：老人健侧持拐杖，操作者站于老人患侧，从后方把手伸入老人腋窝下，拇指放在老人腋窝后，用手支托老人腋下。②方法二：老人健侧持拐杖，操

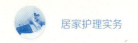

作者站于老人患侧，靠近老人的手提拉老人后背裤腰带，另一手扶住老人肩部，保持老人的身体保持平衡。

（3）使用手杖上下楼法：上楼梯时，手杖放在上一个台阶上，健侧先上，患侧跟上；下楼梯时，手杖先放在下一个台阶上，患侧先下，再下健侧。

3. 腋杖的使用

协助老人平稳站立，抬头挺胸，髋关节放松。指导老人将腋杖放于体前或左右各旁开体侧20 cm、腋垫顶部离腋下3～4 cm处，依据老人的肢体情况选择不同的步伐向前行走。

（1）患脚不着地的行步方法：双侧腋杖同时放前一步，患脚腾空，健脚跟上。

（2）患脚着地的行步方法：① 两点步伐：右腋杖与左脚同时移动，左腋杖与右脚同时移动。② 三点步伐：两侧腋杖同时向前，迈患脚，健脚跟上。③ 四点步伐：右拐杖前移，迈左脚，移左拐杖，右脚跟上。④ 摇摆步伐：腋杖同时放前一步，手臂撑起身体、摆动身体向前，双脚落地。

（3）上下楼梯的方法：上楼梯时健脚先上到较高的台阶，患脚与腋杖同时上移。下楼梯时两腋杖同时先下，患脚下移，健脚跟上。

【注意事项】

（1）老人未熟练掌握拐杖使用方法前应有人陪伴，防止跌倒。

（2）手杖适用于至少一侧上肢和肩部肌力正常的老人。

（3）腋杖使用中两点步伐适用于身体平衡较好者、打石膏者和下肢部分麻痹者；三点步伐适用于截肢者、一侧下肢稍能或完全不能负重者；四点步伐适用于患关节炎、脑卒中、小儿麻痹、神经肌肉无力，但双腿稍能支撑重量者；摇摆步伐用于快速前进时或足及髋部完全麻痹者。

（4）老人使用腋杖时负重在手腕及手背处，勿着力于腋下，以免压迫神经。

（5）手杖长度=0.72×身高；腋杖长度=身高-41 cm，腋下衬垫须完好。

（6）行走时勿拉、拽老人胳膊，以防老人骨折或跌倒。

（7）年老体弱或长期卧床者应循序渐进地学会使用拐杖，通过练习逐渐适应站立行走。

（8）使用拐杖时老人应穿合脚防滑的鞋，不适宜穿拖鞋。

三十三　步行器使用

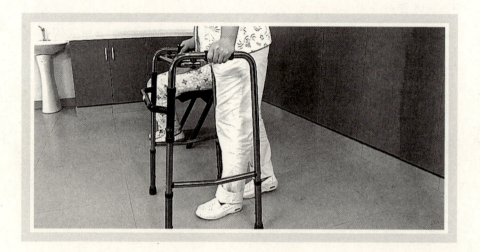

【目的】

帮助有支撑能力和迈步能力但肌力很弱，平衡和协调能力差的老人行走。

【操作用物】

固定式步行器或前轮步行器。

【操作前准备】

1. 评估老人

意识状态、四肢活动度、合作程度。

2. 环境准备

环境清洁，光线明亮，温度适宜，活动区域减少地面障碍。

3. 操作者准备

着装整洁，洗手。

4. 用物准备

检查步行器有无损坏和故障；确定步行器脚底衬垫或轮子无老化磨损，螺丝无松动；根据老人身高调整步行器高度；步行器四角保持在同一高度。

【操作程序】

1. 解释

向老人解释使用步行器的目的。

2. 站立

协助老人平稳站立，老人目视前方。

3. 行走

（1）固定式步行器：① 三步法：老人双手先同时提起步行器向前移动一步15～30 cm，接着迈患脚，然后健脚迈出，与患脚在同一水平。依次重复上述步骤向前行走。② 四步法：老人双手先同时提起步行器向前移动一步15～30 cm，接着迈患脚，再次提起步行器向前移动一步，迈健脚，健脚落在步行器与患脚之间。依次重复上述步骤向前行走。

（2）前轮步行器：推动步行器向前约15 cm，放稳，患脚前行，健脚跟上。

【注意事项】

（1）如果使用步行器只是为了维持平衡，可以让老人在步行器内按正常步态行走。

（2）步行器高度应调整到老人的手放在步行器把手上，手臂放松时肘关节弯曲角度在15°～30°角的高度，避免调得过高，以防老人摔倒。

（3）老人行进时应保证走进步行器里面而不是走在步行器后面，以防摔倒。

（4）步行器未熟练使用前应有操作者站立于老人患侧伴行。

（5）每日定量锻炼，循序渐进地增加行走的活动量，避免老人疲劳。

（6）使用步行器时老人应穿合脚防滑的鞋，不适宜穿拖鞋。

第二部分

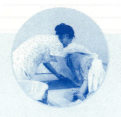

医疗护理

一 手卫生

【目的】

保障老人和操作者安全,防止发生交叉感染。

【操作用物】

流动水洗手设施、清洁剂、干手设施、速干手消毒剂,必要时准备护手液。

【操作前准备】

1. 评估老人

根据老人需要的护理操作,选取不同的手卫生方法。

2. 环境准备

清洁。

3. 操作者准备

着装整洁,修剪指甲,取下手表、饰物,卷袖过肘。

4. 用物准备

备齐用物。

【操作步骤】

1. 洗手

(1) 打开水龙头,调节合适水流和水温。

（2）在流动水下，使双手充分淋湿。

（3）关上水龙头，并取适量清洁剂均匀涂抹至整个手掌、手背、手指和指缝。

（4）认真搓揉双手至少15秒，具体搓揉步骤为：① 掌心相对，手指并拢相互搓揉；② 掌心对手背沿指缝相互搓揉，交换进行；③ 掌心相对，双手交叉指缝相互搓揉；④ 弯曲手指使关节在另一掌心旋转搓揉，交换进行；⑤ 一手握另一手大拇指旋转搓揉，交换进行；⑥ 五个手指尖并拢在另一掌心中旋转搓揉，交换进行。

（5）打开水龙头，在流动水下彻底冲净双手。

（6）关闭水龙头，以擦手纸或毛巾擦干双手或在干手机下烘干双手；必要时取护手液护肤。

2. 卫生手消毒

（1）按洗手步骤洗手，并保持手的干燥。

（2）取速干手消毒剂于掌心，均匀涂抹至整个手掌、手背、手指和指缝，必要时涂抹至手腕及腕上10 cm。

（3）按照搓揉洗手的步骤搓揉双手。

（4）直至手部自然干燥。

【注意事项】

（1）如果手部皮肤无可见污染（血迹、分泌物等），可使用速干手消毒剂作为手卫生方法；当手上有血迹或分泌物等明显污染时，必须洗手；有耐药菌感染流行或暴发时，洗手时建议使用抗菌皂液。

（2）掌握正确洗手和手消毒方法，应注意清洗手心、手背、指尖、指缝及手掌的各个关节，洗手时间不少于15秒。

（3）速干手消毒剂搓揉双手时方法应正确，注意手的各个部位都须搓揉到。

二 体温、脉搏和呼吸测量

【目的】

（1）判断体温、脉搏、呼吸有无异常。

（2）动态监测体温、脉搏、呼吸的变化。

（3）协助诊断，为预防、治疗、康复和护理提供依据。

【操作用物】

水银体温计（口表、腋表、肛表）/耳温仪、表（有秒针）、记录本和笔。

若测量肛温，备润滑油、棉签和卫生纸。

若测耳温，备一次性耳套。

【操作前准备】

1. 评估老人

年龄、意识、治疗情况、心理状态、合作程度和影响测量准确性的因素。

2. 环境准备

安静整洁，光线充足，室温适宜。

3. 操作者准备

着装整洁，洗手。

4.用物准备

备齐用物、放置合理；检查水银体温计（无破损，水银柱在35℃以下）或检查耳温仪性能，保证电源充足。

【操作步骤】

1.核对解释

核对老人，解释测量体温、脉搏和呼吸的目的。

2.测量体温

（1）口温：① 水银端斜放入舌下热窝；② 闭口勿咬；③ 3分钟后取出。

（2）腋温：① 擦干汗液，水银端放腋窝正中；② 屈臂过胸夹紧；③ 10分钟后取出。

（3）肛温：①润滑水银端；②插入肛门3～4cm；③3分钟后取出。

（4）耳温：① 取下耳温仪防护盖，装上一个干净的耳套；② 按开关键启动；③ 轻轻提拉耳郭，将探头轻柔缓慢地伸入耳道，确保探头方向在正确的测量位置上；④ 按下开关/测量键，待听见信号音表示测量结束，参看显示在显示屏上的体温数值；⑤ 取下一次性耳套，盖上防护盖。

3.测量脉搏

测量脉搏方法如下：① 老人腕部舒展、手臂放松；② 操作者示指、中指、无名指三指指端压住测脉部位，压力适中；③ 测量30秒，异常者测1分钟。

4.测量呼吸

测量呼吸方法如下：① 操作者继续保持测脉姿势；② 观察老

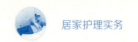

人胸腹起伏，一起一伏为一次；③ 测量30秒，异常者测1分钟。

5. 用物处理

消毒水银体温计：① 消毒液浸泡（5分钟）、冲洗（清水）、离心或甩体温计至35 ℃以下；② 再浸泡（30 分钟）、冲洗（冷开水）、擦干备用。

耳温仪固定一人使用时，耳套可以用酒精消毒。

6. 洗手，记录

洗手，记录脉搏（次/分）、呼吸（次/分）和体温（℃）。

【注意事项】

（1）避免影响测量准确性的各种因素，如运动、进食、冷热饮、冷热敷、洗澡、坐浴、灌肠、情绪激动等。测量耳温时，询问老人有无耳疾，查看耳垢。

（2）精神异常、昏迷、张口呼吸者禁口温测量；肩关节受伤或消瘦夹不紧体温计者禁腋温测量；心肌梗死病人不宜测肛温，以免刺激肛门引起迷走神经反射，导致心动过缓。

（3）若老人口温测量时不慎咬破体温计，先应及时清除玻璃碎屑，以免损伤唇、舌、口腔、食管、胃肠道黏膜。再口服蛋清或牛奶，以延缓汞的吸收。若病情允许，可进食粗纤维食物，加速汞的排出。

（4）使用柔软、干燥的布清洗耳温仪屏幕和外表，避免使用磨损性清洁液，切不可将耳温仪放入水或其他液体中，将耳温仪和耳套放置在清洁干燥处，避免太阳直射。

（5）水银体温计应定期检查，若误差在0.2℃以上、玻璃管有裂痕、水银柱自行下降，则不能使用。

（6）不可用拇指诊脉，因拇指小动脉搏动较强，易与老人的脉搏混淆。

（7）异常脉搏者，测量时间应为1分钟。若脉搏短绌者，应两人同时测量，一人听心率，另一人测脉率，两人同时开始计数1分钟，以分数式记录心率/脉率。

（8）由于呼吸受意识控制，所以测呼吸时应不使老人察觉。

（9）异常呼吸者，测量时间应为1分钟。呼吸微弱或危重者，可用少许棉花置于病人鼻孔前，观察棉花被吹动的次数，以得到准确的结果。

三 血压测量

【目的】

（1）判断血压有无异常。

（2）动态监测血压的变化。

（3）协助诊断，为预防、治疗、康复和护理提供依据。

【操作用物】

水银血压计/电子血压计（上臂式）、听诊器（使用水银血压计时备）、笔和记录本。

【操作前准备】

1. 评估老人

病情（高血压史）、年龄、治疗情况、心理状态及合作程度，影响测量准确性的因素。

2. 环境准备

安静整洁，光线充足，室温适宜。

3. 操作者准备

着装整洁，洗手。

4. 用物准备

备齐用物、放置合理，检查血压计、听诊器。

【操作步骤】

1. 核对解释

解释测量血压的目的。

2. 安置体位

使老人的肱动脉与心脏在同一水平：① 仰卧位平腋中线；② 坐位平第4肋。

3. 放置手臂

卷袖、露臂，肘部伸直、掌心向上。

4. 放血压计

打开血压计，垂直放妥，打开开关。

5. 缠绕袖带

驱尽袖带内的空气，平整无褶皱；下缘距肘窝2～3 cm；松紧以能容一指为宜。

6. 测量方法

（1）水银血压计测量：① 气囊打气：旋紧加压球阀门打气；② 缓慢放气：旋松加压球阀门，以4 mmHg/s的速度放气（注意水银柱刻度和肱动脉声音的变化）；③ 判断数值：操作者在听诊器中听到的第一声搏动即为收缩压，观察此时汞柱所指刻度，当搏动突然变弱或消失时，此时汞柱所指刻度即为舒张压（观察时操作者视线与汞柱的弯月面处于同一水平）；④ 放气整理：取下袖带、驱尽余气、关闭加压球阀门，血压计右倾45°、关闭水银槽开关，整理血压计、关闭盒盖，平稳放置。

（2）电子血压计测量：① 按下开始键，机器自动加压，并逐

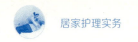

步呈现数值；②读取数值；③按下停止键，关闭仪器。

7. 洗手记录

洗手，记录老人血压值（收缩压/舒张压 mmHg 或收缩压/变音/消失音 mmHg）。

【注意事项】

（1）定期检测、校对血压计。

（2）对须密切观察血压者，应做到"四定"，即定时间、定部位、定体位和定血压计，有助于测定的准确性和对照可比性。

（3）避免影响血压测量准确性的各种因素，如运动、情绪变化、使用某些药物、吸烟和饮酒等。

（4）发现血压听不清或异常时应重测。重测时，待水银柱降至0点，稍等片刻再测量。必要时，做双侧对照。

（5）世界卫生组织（WHO）规定成人应以动脉搏动音的消失作为判断舒张压的标准。

（6）对血压测量的要求（《中国高血压分类标准》，2010版）：应相隔1～2分钟重复测量，取2次读数的平均值记录。如果收缩压或舒张压的2次读数相差5 mmHg以上，应再次测量，取3次读数的平均值。首次测量时要测量两上臂血压，以后通常测量较高读数一侧的上臂血压。

四 鼻饲技术

【目的】

对不能自行经口进食的老人予以鼻胃管供给食物和药物，以维持老人营养和治疗的需要。例如，昏迷老人，有口腔疾患或口腔手术后等不能张口的老人，病情危重老人，拒绝进食的老人等。

【操作用物】

（1）无菌鼻饲包，内含硅胶胃管、弯盘、镊子、止血钳、压舌板、纱布、10 mL注射器和治疗巾。

（2）其他插管用物：液状石蜡、棉签、胶布、别针、夹子或橡皮圈、手电筒、听诊器、盛有清水的小杯和弯盘。

（3）鼻饲流食、适量温开水和50 mL注射器。

【操作前准备】

1. 评估老人

评估老人病情、意识、治疗情况、心理状态、合作程度和鼻腔状况。

2. 环境准备

环境清洁，光线明亮。

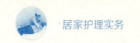

3. 操作者准备

着装整洁，洗手。

4. 流食准备

用间接加热法将流食加热至38～40℃，量少于200 mL。食用专业营养膳者根据说明书使用。

【操作程序】

1. 取下眼镜或义齿

取下老人的眼镜或义齿，妥善放置。

2. 安置体位

能配合者取半坐位或坐位；无法坐起者取右侧卧位；昏迷老人取去枕平卧位，头向后仰。

3. 清洁鼻腔

选择一侧鼻腔，用棉签蘸清水后清洁鼻腔。

4. 铺巾置盘

准备胶布，打开鼻饲包，铺治疗巾于颌下，置弯盘于口角边。

5. 测量胃管

测量方法：前额发际至胸骨剑突处或由鼻尖经耳垂至胸骨剑突处。成人为45～55 cm，测量后做标记。

6. 润滑胃管

将少许液状石蜡倒于纱布上，润滑胃管前端。

7. 插入胃管

左手持纱布托住胃管，右手持镊子夹住胃管前端，从选定侧鼻孔轻轻插入，插至10～15 cm（咽喉部）时，根据老人具体情况进行插管：

（1）清醒老人：嘱老人做吞咽动作，顺势将胃管向前推进至预定长度。

（2）昏迷老人：左手将其头部托起，使下颌骨靠近胸骨柄后，再插入胃管至预定长度。

8. 证实位置

证实方法如下：① 胃管末端连接注射器，回抽可见胃液；② 置听诊器于老人胃部，用注射器向胃管内注入 10 mL 空气，可听到气过水声；③ 将胃管末端置于盛水的碗中，无气泡逸出。

9. 固定胃管

用胶布将胃管分别固定在鼻翼及颊部。

10. 灌注食物

详见本书第一部分的"鼻胃管喂食法"。

11. 封闭末端

喂食完毕后，将胃管末端小口关闭；若为无口塞的胃管，反折末端后用清洁纱布包裹，并用橡胶圈扎紧。

12. 恢复体位

保持姿势 20～30 分钟后，协助老人恢复原体位。

【注意事项】

（1）插管过程中观察老人反应，若遇① 插入不畅：检查口腔，了解胃管是否盘曲在口咽部，可将胃管抽出少许，再小心插入；② 恶心、呕吐：暂停片刻，嘱深呼吸，缓解后再插入；③ 呛咳、呼吸困难、发绀等：表明胃管误入气管，应立即拔出胃管，休息

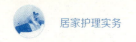

片刻后重插。

（2）插管过程中镊子尖端不可碰及老人的鼻黏膜，以免造成疼痛和黏膜破损。

（3）插管动作应轻稳，尤其是通过食管3个狭窄部位（环状软骨水平处、平气管分叉处和食管通过膈肌处）时，避免损伤食管黏膜。

（4）定期更换胃管，硅胶胃管每月更换一次。换管时胃管应在前一晚最后一次鼻饲后拔出，翌晨再由另一侧鼻孔插入。

（5）食管静脉曲张、食管梗阻老人禁止使用鼻饲法。

（6）拔管时，撕开固定胶布后，一手持胃管末端，另一手持纱布置于老人鼻孔处，动作轻柔地将胃管拔出。

（7）可用松节油或乙醇清洁老人面部的胶布痕迹。

五　导尿术

【目的】

（1）为尿潴留老人引流出尿液，以减轻痛苦。

（2）协助临床诊断：如留取未受污染的尿标本做细菌培养，测量膀胱容量、压力及检查残余尿，进行尿道或膀胱造影等。

（3）为膀胱肿瘤老人进行膀胱化疗。

【操作用物】

（1）一次性导尿包，内含：① 初步消毒包：内盛数个棉球的消毒液棉球袋、小方盘、弯盘、镊子和左手手套；② 再次消毒和导尿包：手套、孔巾、弯盘、气囊导尿管、内盛4个棉球的消毒液棉球袋、镊子2把、自带无菌液体的10 mL注射器、润滑油、棉球袋、标本瓶、纱布和集尿袋等。

（2）其他物品：尿垫、浴巾、便盆、便盆巾和屏风。

【操作前准备】

1. 评估老人

年龄、健康状况、导尿的目的、意识状态、生命体征、合作程度、心理状况、生活自理能力、膀胱充盈度、会阴部皮肤黏膜

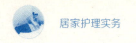

情况及清洁度。

2. 环境准备

环境清洁，光线明亮，酌情关闭门窗，室温适宜，屏风遮挡。

3. 操作者准备

着装整洁，修剪指甲，洗手，戴口罩。

4. 用物准备

检查一次性导尿包的有效期、包装是否完好；尿垫、浴巾，打开便盆，放置便盆、屏风。

【操作步骤】

1. 核对解释

核对老人的姓名，解释操作的目的和配合方法。

2. 清洁外阴

嘱老人清洁外阴，生活不能自理者给予协助。

3. 安置体位

帮助老人脱去对侧裤腿，盖在近侧腿部，并盖上浴巾，上身及对侧腿部用盖被遮盖。女性取仰卧屈膝位，两腿略外展；男性取仰卧位，两腿略外展。暴露外阴，垫尿垫。

4. 初步消毒

打开一次性导尿包，在老人两腿间打开初步消毒包，操作者戴左手手套，将消毒液棉球放入小方盘内。

（1）女性老人：用镊子夹取消毒液棉球擦拭阴阜、大阴唇；用戴手套的左手分开大阴唇，消毒小阴唇和尿道口；污棉球置弯盘内；消毒完毕脱下手套置弯盘内，撤离用物至治疗车下层。

（2）男性老人：操作者一手持镊子夹取消毒棉球进行初步消毒，依次为阴阜、阴茎、阴囊。另一戴手套的手取无菌纱布裹住阴茎将包皮向后推，暴露尿道口，自尿道口向外向后旋转擦拭尿道口、龟头及冠状沟。污棉球、纱布置弯盘内；消毒完毕脱下手套置弯盘内，撤离用物放在治疗车下层。

5. 铺巾排列

用洗手消毒液消毒双手后，将导尿包放在老人两腿之间打开，按无菌技术操作原则戴无菌手套，取出孔巾，铺在老人的外阴处并暴露外阴部；按操作顺序整理好用物，取出导尿管，用润滑液棉球润滑导尿管前段，根据需要将导尿管和集尿袋的引流管连接，取消毒液棉球放入小方盘内，弯盘置于外阴处。

6. 再次消毒

（1）女性老人：一手分开并固定小阴唇，一手持镊子夹取消毒液棉球，分别消毒尿道口、两侧小阴唇、尿道口。污棉球置弯盘内，撤离消毒用物至床尾。

（2）男性老人：一手用纱布包住阴茎将包皮向后推，暴露尿道口。另一手持镊子夹消毒棉球再次消毒尿道口、龟头及冠状沟。污棉球、镊子放弯盘内，撤离消毒用物至床尾。

7. 插管导尿

（1）女性老人：嘱老人张口呼吸，用另一镊子夹持导尿管对准尿道口轻轻插入尿道4～6 cm，见尿液流出再插入1 cm左右，松开固定小阴唇的手下移固定导尿管，将尿液引入集尿袋内。

（2）男性老人：一手继续持无菌纱布固定阴茎并提起，使之与腹壁成60°角，嘱老人张口呼吸，用另一镊子夹持导尿管对准尿道口轻轻插入尿道20～22 cm，见尿液流出再插入1～2 cm，将尿液引入集尿袋内。

8. 引流尿液

将尿液引流入集尿袋内至合适量。

9. 留尿标本

如须做尿培养，用无菌标本瓶接取中段尿液5 mL，盖好瓶盖，放置合适处。

10. 拔导尿管

导尿完毕，轻轻拔出导尿管，撤下孔巾，擦净外阴，脱去手套。撤离用物放在治疗车下层。

11. 安置老人

协助老人穿裤、躺卧舒适，整理床单位，撤屏风。

12. 送检标本

尿标本贴标签后送检。

13. 用物处理

一次性导尿用物、尿垫弃医用垃圾袋内。

14. 洗手记录

洗手、脱口罩，记录导尿时间、导出尿量、老人的情况及反应。

【注意事项】

（1）严格执行无菌技术操作原则。

（2）在操作过程中注意保护老人的隐私，并采取适当的措施防止老人着凉。

（3）消毒外阴：由外向内，自上而下，每个棉球用1次。

（4）老年女性尿道口回缩，插管时应仔细观察、辨认，避免误入阴道。

（5）为女性插尿管时，若导尿管误入阴道，应另换无菌导尿管重新插管。

（6）对膀胱高度膨胀且极度虚弱的老人，第一次放尿不得超过1 000 mL，防止血尿或虚脱的发生。

（7）为避免损伤和导致泌尿系统的感染，必须掌握男性和女性尿道的解剖特点。

六　留置导尿管的护理

【目的】

（1）尿道口清洁，预防泌尿系统逆行感染。

（2）保持引流通畅，避免导尿管受压、扭曲、堵塞。

（3）倾听老人主诉，发现尿液浑浊、沉淀、结晶时及时处理。

（4）对长期留置导尿即将拔管的老人，采用间歇性夹管方式训练膀胱反射功能。

【操作用物】

（1）一次性外阴消毒包：内盛数个棉球的消毒棉球袋、小方盘、弯盘、镊子和左手手套。

（2）其他：尿垫、便盆、便盆巾、橡胶圈、别针和屏风。

【操作前准备】

1. 评估老人

年龄、健康状况、留置导尿的目的、意识状态、生命体征、合作程度、心理状况、生活自理能力，会阴部皮肤黏膜情况。

2. 环境准备

环境清洁，光线明亮，酌情关闭门窗，室温适宜，屏风遮挡。

3. 操作者准备

着装整洁，修剪指甲，洗手，戴口罩。

4. 用物准备

检查一次性外阴消毒包的有效期、包装是否完好，尿垫、便盆、便盆巾和屏风。

【操作步骤】

1. 核对解释

核对老人的姓名，解释操作的目的和配合方法。

2. 安置体位

协助老人暴露外阴，取合适卧位，垫尿垫。

3. 消毒外阴

检查留置导尿管固定是否完好，外阴部、男性阴茎皮肤黏膜是否充血、水肿；在老人两腿间打开外阴消毒包，将消毒液棉球放入小方盘内，操作者戴左手手套，为女性老人擦拭外阴及尿道口，为男性老人擦拭尿道口、龟头及包皮。

4. 换集尿袋

见本书第一部分的"集尿袋更换法"。

5. 更换尿管

定期更换导尿管，尿管的更换频率通常根据导尿管的材质决定，一般为1～4周更换一次。

6. 留取尿液标本

按需留取尿液做尿常规检查。

7. 安置老人

协助老人穿裤、躺卧舒适，调整引流管长度并固定于床边，

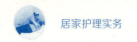

引流管长度以能满足老人翻身的需要为准。用安全别针将集尿袋的引流管固定在床单上，集尿袋固定于床沿下。整理床单位，撤屏风。

8. 用物处理

一次性外阴消毒用物、换下的集尿袋和导尿管弃医用垃圾袋内。

9. 洗手，记录

洗手、脱口罩，做好记录，尿标本贴上标签后送检。

【注意事项】

（1）向老人及其家属解释留置导尿的目的和护理方法，鼓励其主动配合护理。

（2）气囊导尿管固定时要注意膨胀的气囊不能卡在尿道内口，以免气囊压迫膀胱壁，造成黏膜的损伤。

（3）避免导尿管和引流管受压、扭曲、堵塞，以保持引流通畅，避免感染发生。

（4）在离床活动时，妥善固定导尿管，以防导尿管脱出。集尿袋不得超过膀胱高度并避免挤压，防止尿液反流导致的感染发生。

（5）留置导尿期间，若老人病情允许，鼓励每天摄入2 000 mL以上水分（包括口服和静脉输液等），达到冲洗尿道的目的。

（6）注意老人的主诉和尿液的情况，发现尿液浑浊、沉淀、有结晶时，应及时报告医生。每周检查尿常规一次。

（7）训练膀胱反射功能，可采用间歇性夹管方式。夹闭导尿管，每3~4小时开放一次，使膀胱定时充盈和排空，促进膀胱功能的恢复。

七　氧气吸入技术

【目的】

（1）提高血氧含量及动脉血氧饱和度，纠正缺氧。

（2）促进组织的新陈代谢，维持机体生命活动。

【操作用物】

氧气装置（氧气筒、氧气表、湿化瓶）、水杯（内盛冷开水）、棉签、鼻导管、纱布/纸巾（拔管用）、用氧记录单及笔。

【操作前准备】

1. 评估老人

病情、年龄、意识、治疗情况、心理状态及合作程度，缺氧程度、鼻腔状况。

2. 环境准备

安静整洁，光线充足，室温适宜，远离火源。

3. 操作者准备

着装整洁，洗手。

4. 用物准备

检查鼻导管（包装、有效期）、棉签，连接氧气筒、氧气表和湿化瓶。

【操作步骤】

1. 核对解释

解释吸氧目的，老人取舒适体位。

2. 清洁检查

湿棉签（2根）分别清洁、检查两侧鼻腔。

3. 使用氧气

方法如下：① 连接鼻导管；② 调节氧流量；③ 鼻导管前端浸入水杯中，湿润鼻导管，确保导管通畅；④ 将鼻导管前端置于老人鼻腔内；⑤ 固定鼻导管，将导管环绕老人耳部向下放置并调节松紧。

4. 吸氧记录

记录吸氧起始时间、氧流量（L/min）。

5. 观察调节

观察老人吸氧后的反应，必要时调节氧流量并做好记录。

6. 停止吸氧

方法如下：① 松开固定处；② 取下鼻导管，擦拭鼻部周围；③ 关闭总开关，放净余气后关闭流量开关。

7. 物品处理

分类放置、统一处理。

8. 洗手，记录

洗手，记录停氧时间。

【注意事项】

（1）注意用氧安全，做好"四防"，即防震、防火、防热和防油。

（2）根据缺氧程度调节氧流量：轻度缺氧为 1～2 L/min，中度缺氧为 2～4 L/min，重度缺氧为 4～6 L/min。

（3）吸氧气前，先调节好流量再插鼻导管。停用吸氧时，先拔出鼻导管，再关流量表。中途需要改变流量时，先分离鼻导管，调节好流量后再接上。以免一旦调整方向出错，大量氧气进入呼吸道而损伤肺部组织。

（4）氧气筒内氧勿用尽，压力表至少要保留 0.5 mPa（5 kg/cm^2），以免灰尘进入筒内，再充气时引起爆炸。

（5）用氧过程中，应加强监测，以确保用氧的安全。

（6）持续吸氧者，应保持导管通畅，必要时进行更换。

八 吸痰法

【目的】

（1）清除呼吸道分泌物，保持呼吸道通畅。

（2）促进呼吸功能，改善肺通气。

（3）预防并发症发生。

【操作用物】

电动吸引器、无菌生理盐水罐2只（试吸罐和冲洗罐）、一次性无菌吸痰管数根。必要时备压舌板、张口器和舌钳等。

【操作前准备】

1. 评估老人

病情、年龄、意识、呼吸、治疗情况、心理状态及合作程度、痰量及黏稠度、口鼻腔情况。

2. 环境准备

安静整洁，光线充足，室温适宜。

3. 操作者准备

着装整洁，洗手、戴口罩。

4. 用物准备

连接吸引器各部件，打开电源，检查吸引器性能，调节负压

（成人一般 40.0 ～ 53.3 kPa）。

【操作步骤】

1. 核对解释

核对老人信息，向老人和家属解释吸痰目的。

2. 安置体位

协助老人取舒适体位，头部转向操作者。

3. 检查口鼻

检查口、鼻腔，取下活动义齿。

4. 试吸导管

戴清洁手套，打开吸痰管包装，连接吸痰管与负压吸引器，打开开关，将吸痰管前端放入试吸罐中，试吸少量生理盐水以检查导管是否通畅。

5. 插管抽吸

方法如下：① 一手反折吸痰管末端，另一手持吸痰管前端，插入口咽部（10 ～ 15 cm）或鼻咽部（20 ～ 25 cm）；② 松开反折端，左右旋转并向上提管吸出分泌物；③ 一次吸痰时间不超过15秒。

6. 冲洗痰管

吸痰管退出后，置于冲洗罐中用生理盐水抽吸。须再次吸痰时应更换吸痰管。

7. 安置观察

拭净老人脸部分泌物，恢复体位。观察：① 气道通畅程度；② 老人的反应，如面色、呼吸、心率和血压等；③ 吸出液的色、质和量。

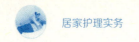

8.物品处理

分类放置、统一处理，及时倾倒储液瓶。

9.洗手，记录

洗手、脱口罩，记录痰量及性质。

【注意事项】

（1）吸痰前检查电动吸引器性能是否良好，连接是否正确。

（2）严格执行无菌操作，每吸痰一次应更换吸痰管。

（3）若气管切开者吸痰，注意无菌操作，使用无菌血管钳（镊）或戴无菌手套将吸痰管送入老人呼吸道。先吸气管切开处，再吸口（鼻）部。

（4）吸痰动作轻柔，防止呼吸道黏膜损伤。

（5）每次吸痰时间小于15秒，以免造成缺氧。

（6）痰液黏稠时，可配合背部叩击，雾化吸入，提高吸痰效果。

（7）储液瓶内的吸出液应及时倾倒，不得超过2/3。储液瓶内应放少量消毒液，使吸出液不致黏附在瓶底，便于清洗消毒。

（8）建议在吸痰前30～60秒给予高流量吸氧；若老人在吸痰时有明显的缺氧表现，吸痰后可酌情给予吸氧。

九 口服给药法

【目的】

治疗疾病、减轻症状、预防疾病、协助诊断和维持正常生理功能。

【操作用物】

服药单、药物、药杯、量杯、药匙、滴管、研钵、湿纱布、包药纸、饮水管、治疗巾和水壶（内盛温开水）。

【操作前准备】

1. 评估老人

病情、年龄、意识、治疗情况、心理状态、合作程度、自理能力、口腔及食管状况。

2. 环境准备

安静、整洁、明亮。

3. 操作者准备

着装整洁，洗手，戴口罩。

4. 用物准备

备齐用物、放置合理，核对和检查药物。

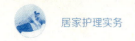
居家护理实务

【操作步骤】

1. 准备药杯

放置稳妥。

2. 准备固体药物

具体步骤如下：① 一手持药瓶、瓶签朝自己（核对），另一手用药匙取药，放入药杯（核对）；② 将药瓶放回药柜（核对）；③ 粉剂或含化片用纸包好，放入药杯；④ 单一包装药物，发药时拆开包装。

3. 准备液体药物

具体步骤如下：① 药液摇匀、打开瓶盖（核对），一手持量杯，拇指置于所需刻度，使所需刻度和视线平，另一手持药瓶，标签朝上，倒药液至所需刻度处，药液倒入药杯（核对）；② 用湿纱布擦净瓶口，将药瓶放回药柜（核对）；③ 药液不足1 mL或油剂：药杯内倒入少许温开水，用滴管吸取药液，将药液滴入药杯内（1 mL=15滴）；④ 更换药液品种，洗净量杯；⑤ 不同药液分别倒入不同药杯内。

4. 备水送药

再次核对，在规定时间携带服药单，准备温开水，送药至老人床前。

5. 核对解释

核对、解释。老人因故不能服药，应适时再发或交班。

6. 确认服药

协助老人坐起，视老人服下药物；协助危重者、鼻饲者服药；

若老人提出疑问，应重新核对，确认无误方可给药。

7. 核对观察

再次核对，观察反应。

8. 用物处理

药杯消毒后备用或一次性药杯统一处理。

9. 洗手记录

洗手、脱口罩和记录。

【注意事项】

（1）严格执行给药原则。

（2）备药时，应先备固体药，再配液体药（水剂或油剂）。

（3）发药时，危重老人应喂服；鼻饲老人应将药物在研钵内碾碎，药粉用水溶解后，从胃管灌入，再用少量温开水冲洗胃管。

（4）加强用药指导。① 健胃药、增进食欲的药物，宜饭前服；② 助消化药、刺激性药，宜饭后服；③ 止咳糖浆，对呼吸道黏膜起安抚作用，服后不宜立即饮水，若同时服用多种药物，应最后服止咳糖浆；④ 磺胺类药，服后宜多饮水，以免因尿少易析出结晶，导致肾小管堵塞；⑤ 服用强心苷类药物前应先测脉率（心率）及节律，脉率小于60次/分或节律不齐时，则不可服用；⑥ 对牙齿有腐蚀作用或使牙齿染色的药物（酸剂或铁剂），应用饮水管吸服，避免与牙齿直接接触，服后及时漱口。

（5）通常用40～60℃温开水送服药物，不要用茶水送服药物。

雾化吸入法

【目的】

（1）消炎、镇咳、祛痰。

（2）解除支气管痉挛，改善通气功能。

（3）预防、治疗呼吸道感染。

【操作用物】

超声波雾化吸入器一套、蒸馏水、治疗巾、常用药物、注射器和水温计等。

【操作前准备】

1. 评估老人

病情、意识、治疗情况、用药史、心理状态、合作程度、自理能力、呼吸道状况。

2. 环境准备

安静、整洁、明亮。

3. 操作者准备

着装整洁，洗手，戴口罩。

4. 用物准备

备齐用物，放置合理；核对、检查药物；检查并连接雾化吸入器。

【操作步骤】

1. 加水备药

    水槽内加冷蒸馏水，浸没雾化罐底部透声膜；雾化罐内盛药液稀释至30～50 mL。

2. 核对解释

    核对并解释，使老人取舒适体位。

3. 接通电源

    先打开电源开关（指示灯亮），定时，再调节雾量。

4. 雾化吸入

    口含嘴或面罩置口中；闭紧嘴唇、深吸气、鼻呼气；吸入时间15～20分钟。

5. 吸入完毕

    取下口含嘴或面罩；先关雾量，再关电源开关。

6. 核对观察

    再次核对，观察反应。

7. 用物处理

    倒掉水槽内的水并擦干，口含嘴或面罩、雾化罐、螺纹管浸泡消毒。

8. 洗手，记录

    洗手、脱口罩、记录。

【注意事项】

（1）严格执行给药原则。

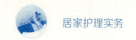

（2）水槽和雾化罐中切忌加温水或热水。水槽内无水，不可开机；水温超过50℃或水量不足，应关机更换或加入冷蒸馏水。

（3）水槽底部的晶体换能器和雾化罐底部的透声膜质脆、易碎，应防止受损。

（4）连续使用雾化器时，中间间隔30分钟。

十一　皮内注射

【目的】

（1）药物过敏试验。

（2）预防接种。

（3）局部麻醉的起始步骤。

【操作用物】

注射盘用物一套、注射卡、注射器、药液、治疗盘、无菌纱布、弯盘、洗手液、锐器收集器。必要时准备0.1%盐酸肾上腺素。

【操作前准备】

1. 评估老人

病情、意识、治疗情况、用药史、过敏史、家族史、心理状态、合作程度和局部皮肤状况。

2. 环境准备

安静、整洁、明亮，擦拭治疗盘。

3. 操作者准备

着装整洁，洗手和戴口罩。

4. 用物准备

备齐用物，放置合理；核对、检查药物；检查注射器、消毒液、无菌纱布、无菌棉签。

【操作步骤】（以药物过敏试验为例）

1. 铺盘备药

铺简易无菌盘，抽取或配置皮试溶液置于无菌盘内。

2. 核对解释

核对、解释。

3. 确定部位

前臂掌侧下端。

4. 消毒排气

螺旋形由内向外消毒皮肤（75％乙醇），直径大于5 cm；排净注射器内空气，再次核对。

5. 持针注射

左手绷紧皮肤；右手持注射器、针头斜面向上5°进针，深度为针尖斜面全部进入皮内。

6. 固定推药

放平注射器，左手拇指固定针栓，右手推药。

7. 形成皮丘

推注0.1 mL形成皮丘：圆形隆起，皮肤变白，毛孔显露。

8. 拔针计时

迅速拔针，勿按揉；看表计时。

9. 核对观察

再次核对，观察反应。

10. 用物处理

一次性注射器放入锐器收集器，其余物品分类放置。

11. 洗手，记录

洗手、脱口罩，观察（20分钟后）、判断和记录。

【注意事项】

（1）严格执行注射原则。

（2）行药物过敏试验前，应详细询问用药史、药物过敏史、家族过敏史。对已接受青霉素治疗的老人停药3天（72小时）后再用此药或改用不同生产批号的青霉素制剂，则须重做皮试；对已接受破伤风抗毒素治疗的老人停药超过1周（7天）后再用此药，仍须重做皮试。

（3）在做药物过敏试验前，应备好抢救药品，如0.1%盐酸肾上腺素，以防发生意外。

（4）在做药物过敏试验时，忌用碘酊、聚维酮碘（碘伏）消毒皮肤，以免影响局部反应的观察。

（5）药液应现用现配，不宜空腹进行皮试或药物注射，在皮内试验和用药过程中，严密观察过敏反应的发生。

（6）做药物过敏试验后，应嘱咐老人：不可用手拭去药液，不可按压皮丘，20分钟内不要随意离开，不可剧烈活动，若有不适及时告知。

（7）对已有青霉素过敏史者应禁止做过敏试验；对青霉素过敏试验阳性者，则应告知老人和家属，今后禁用青霉素，并按要求做好相应记录。

十二 皮下注射

【目的】

（1）注入小剂量药物，用于不宜口服给药而须在一定时间内发生药效的情形。

（2）预防接种。

（3）局部麻醉用药。

【操作用物】

注射盘用物一套、注射卡、注射器、药液、治疗盘、无菌纱布、弯盘、洗手液和锐器收集器。

【操作前准备】

1. 评估老人

病情、意识、治疗情况、用药史、过敏史、心理状态、合作程度和局部皮肤状况。

2. 环境准备

安静、整洁、明亮，擦拭治疗盘。

3. 操作者准备

着装整洁，洗手、戴口罩。

4.用物准备

备齐用物，放置合理；核对、检查药物（两人）；检查注射器、消毒液、无菌纱布、无菌棉签。

【操作步骤】

1.铺盘备药

铺简易无菌盘，抽取药液（安瓿或密封瓶）。

2.核对解释

核对、解释。

3.安置体位

安置合适体位，松解衣裤。

4.确定部位

选定注射部位。

5.消毒排气

螺旋形由内向外消毒皮肤（安尔碘），直径大于5 cm；排净注射器内空气，再次核对。

6.持针注射

左手绷紧皮肤，右手持注射器；30°～40°进针，深度为针梗的1/2～2/3。

7.固定推药

右手示指固定针栓，左手回抽无回血；缓慢推药并观察反应。

8.按压拔针

局部按压，迅速拔针。

9.核对观察

再次核对，观察用药反应。

10. 用物处理

一次性注射器放入锐器收集器，其余物品分类放置。

11. 洗手记录

洗手、脱口罩、记录。

【注意事项】

（1）严格执行注射原则。

（2）对皮肤有刺激的药物一般不做皮下注射。

（3）注射时进针角度不宜超过45°角，以免刺入肌层。对过于消瘦者，注射时可捏起皮肤并适当减小进针角度进针。

（4）经常注射者，应更换注射部位，建立轮流交替注射的计划。

（5）注射少于1 mL的药液时，须用1 mL注射器抽吸药液，保证注入的药液剂量正确。

（6）常用注射部位可选用上臂三角肌下缘、两侧腹壁、后背、大腿前侧或外侧。

十三 肌内注射

【目的】

（1）用于不宜或不能口服或静脉注射的药物，要求比皮下注射更迅速发生疗效时。

（2）用于注射刺激性较强或药量较大的药物。

【操作用物】

注射盘用物一套、注射卡、注射器、药液、治疗盘、无菌纱布、弯盘、洗手液和锐器收集器。

【操作前准备】

1. 评估老人

病情、意识、治疗情况、心理状态、合作程度、局部皮肤状况。

2. 环境准备

安静、整洁、明亮，室温适宜，擦拭治疗盘。

3. 操作者准备

着装整洁，洗手、戴口罩。

4. 用物准备

备齐用物，放置合理；核对、检查药物（两人）；检查注射

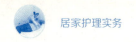

器、消毒液、无菌纱布和无菌棉签。

【操作步骤】（以臀大肌注射为例）

1. 铺盘备药

铺简易无菌盘，抽取药液（安瓿或密封瓶）。

2. 核对解释

核对、解释。

3. 安置体位

安置合适体位，如侧卧位。

4. 确定部位

注射部位：臀大肌（十字法、连线法）定位。

5. 消毒排气

螺旋形由内向外消毒皮肤（安尔碘），直径大于5 cm。排净注射器内空气，再次核对。

6. 持针注射

左手绷紧皮肤，右手持注射器。90°进针，深度为针梗的1/2～2/3。

7. 固定推药

右手固定针栓，左手回抽无回血。缓慢推药并观察反应。

8. 按压拔针

局部按压、迅速拔针。

9. 核对观察

再次核对，观察用药反应。

10. 用物处理

一次性注射器放入锐器收集器，其余物品分类放置。

11. 洗手，记录

洗手、脱口罩、记录。

【注意事项】

（1）严格执行注射原则。注射时注意避免损伤坐骨神经。

（2）臀大肌注射时，可嘱老人取侧卧位、俯卧位、仰卧位、坐位。若侧卧位时上腿伸直，下腿稍弯曲；俯卧位时足尖相对，足跟分开，头偏向一侧。

（3）注射时，切勿将针梗全部刺入，以防针梗折断。

（4）两种药液同时注射时，应注意配伍禁忌。

（5）长期进行注射的老人，应经常更换注射部位，建立轮流交替计划，以达到在有限的注射部位吸收最大药量的效果。

（6）若多次注射出现局部硬结，可教会其处理方法，如局部热敷、理疗等。

十四 静脉注射

【目的】

（1）不宜口服，皮下、肌内注射或需要迅速发挥药效的药物。

（2）注入药物做某些诊断性检查。

（3）输液或输血。

（4）静脉营养治疗。

【操作用物】

注射盘用物一套、止血带、注射卡、注射器、药液、治疗盘、无菌纱布、弯盘、洗手液、锐器收集器。必要时备手套。

【操作前准备】

1. 评估老人

病情、意识、治疗情况、用药史、过敏史、心理状态、合作程度、局部皮肤血管状况。

2. 环境准备

安静、整洁、明亮，室温适宜，擦拭治疗盘。

3. 操作者准备

着装整洁，洗手、戴口罩。

4. 用物准备

备齐用物，放置合理；核对、检查药物（两人）；检查注射器、消毒液、无菌纱布、无菌棉签。

【操作步骤】

1. 铺盘备药

铺简易无菌盘，抽取药液（安瓿或密封瓶）。

2. 核对解释

核对、解释，体位舒适。

3. 确定部位

选择粗、直、弹性好、易于固定、避开关节和静脉瓣的静脉进行注射。

4. 扎止血带

距进针点上方6 cm处，扎止血带。

5. 消毒排气

螺旋形由内向外消毒皮肤（安尔碘），直径大于5 cm；排净注射器内空气。

6. 核对握拳

再次核对，嘱老人握拳。

7. 持针注射

左手绷紧皮肤；右手持注射器，针头斜面向上；15°～30°进针，见回血后再平行进针少许。

8. 松带松拳

放松止血带，嘱老人松拳。

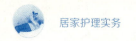

9. 固定推药

右手示指固定针栓，左手缓慢推药并观察反应。

10. 拔针按压

棉签放穿刺点上方，迅速拔针，局部按压，勿按揉。

11. 核对观察

再次核对，观察反应。

12. 用物处理

一次性注射器放入锐器收集器，其余物品分类放置。

13. 洗手，记录

洗手、脱口罩、记录。

【注意事项】

（1）严格执行注射原则。

（2）静脉注射时应选择粗、直、弹性好、不滑动、避开关节和静脉瓣的静脉进行注射。

（3）根据老人年龄、病情、药物性质，掌握推药的速度，并随时倾听老人的主诉，观察局部和全身反应。

（4）拔针后，进针处应按压（勿按揉），防止针眼处出血或渗血而造成皮肤青紫肿胀。

（5）静脉注射有强烈刺激性药物时，应防止因药物外渗而发生组织坏死。

（6）股静脉注射时若抽出血液为鲜红色，提示针头进入股动脉，应立即拔针，用无菌纱布加压穿刺处5～10分钟，直至无出血为止。

十五 周围静脉输液

【目的】

（1）补充水分及电解质，预防和纠正水、电解质及酸碱平衡紊乱。

（2）供给营养物质，促进组织修复，增加体重，维持正氮平衡。

（3）增加循环血量，维持血压及微循环灌注量。

（4）输入药物，治疗疾病。

【操作用物】

注射盘用物一套、止血带、注射卡、注射器、药液、输液贴、输液器、胶布/输液胶贴、输液巡回记录单、弯盘、洗手液、输液架、锐器收集器。必要时备止血钳、一次性手套。

【操作前准备】

1. 评估老人

年龄、意识状态、营养情况、病情、治疗情况、心理状态、合作程度、穿刺部位皮肤血管状况及肢体活动度。

2. 环境准备

安静、整洁、明亮，室温适宜。

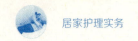

3. 操作者准备

着装整洁，洗手、戴口罩。

4. 用物准备

备齐用物，放置合理；核对、检查药物（两人）；检查注射器、输液器、消毒液、输液胶贴和无菌棉签等。

【操作步骤】

1. 准备药物

抄写医嘱，核对，粘贴输液贴；启开瓶盖、消毒，按医嘱加药；输液器针头全部插入输液瓶/输液袋内。

2. 核对解释

核对、解释；嘱老人排尿，取舒适体位；备胶布/输液胶贴、放输液架。

3. 排尽空气

具体操作步骤如下：① 关闭调节器，将输液瓶/输液袋挂于输液架；② 一手倒置茂菲滴管，一手打开调节器，使输液瓶内的液体流出；③ 当滴管内的液面达到1/2～2/3满时，折滴管底部，迅速转正滴管，然后松开折叠处，使液体顺输液管缓慢下降直至排尽空气，最后关闭调节器，妥善安置输液器和针头。

4. 消毒穿刺

具体操作步骤如下：① 选择穿刺静脉，在穿刺点上方6 cm扎止血带；② 螺旋形由内向外消毒皮肤（安尔碘），直径大于5 cm；③ 再次核对、排气，嘱老人握拳；④ 取下护针帽，绷紧皮肤，针头与皮肤呈15°～30°角进针，见回血后再平行进针少许。

5. 固定调速

固定针柄，三松（松止血带、松拳、松调节器）；根据老人年龄、病情及药液的性质调节输液滴速；待液体滴入通畅、老人无不舒适感、局部无红肿外渗，再用输液胶贴固定。

6. 核对记录

再次核对，交代注意事项；在输液巡回记录单上记录。

7. 巡回观察

观察输液情况，听取老人主诉，及时处理输液故障，更换药液并记录。

8. 输液完毕

轻轻撕开胶布，拧紧调节器，按住输液贴，迅速拔针；按压穿刺点至不出血。

9. 用物处理

头皮针和输液插头剪至锐器收集器，其余物品分类放置。

10. 洗手，记录

洗手、脱口罩、记录。

【注意事项】

（1）严格执行无菌操作原则及查对制度。

（2）合理安排输液顺序，并根据治疗原则，按急、缓及药物半衰期等情况合理分配药物。

（3）对需要长期输液者，要注意保护和合理使用静脉，一般从远端小静脉开始穿刺（抢救时可例外）。

（4）输液前要排尽输液管及针头内的空气，药液滴尽前要及时更换输液瓶或拔针,严防引起空气栓塞。

(5)注意药物的配伍禁忌,对于刺激性或特殊药物,应在确认针头已刺入静脉内时再输液。

(6)严格掌握输液的速度。对老年人,有心、肺、肾疾病者,以及输注高渗、含钾或升压药液者,要适当减慢输液速度;对严重脱水、心肺功能良好者可适当加快输液速度。

(7)输液过程中要加强巡视,密切观察下列情况并及时处理、做好记录:① 老人有无输液反应,如发热、循环负荷过重、静脉炎、空气栓塞;② 注射局部有无肿胀或疼痛;③ 输液是否通畅、顺利:针头或输液管有无漏液,针头有无脱出、阻塞或移位,输液管有无扭曲、受压,液面有无自行下降等。

十六　静脉血标本采集

【目的】

为协助疾病诊断，判断病情和疾病治疗进展提供依据。

【操作用物】

（1）注射盘用物，包括皮肤消毒液、棉签、止血带。必要时备无菌手套。

（2）化验单，注明姓名、床号、住院号、检验项目和送检日期。

（3）注射器（规格视采血量而定）或一次性真空采血针。

（4）根据检验目的准备合适的血标本容器。采用注射器采血者准备试管（干燥管、抗凝管或无菌培养瓶），真空采血者准备真空采血管。

【操作前准备】

1. 评估老人

评估老人病情、意识状态、治疗情况、心理状态、合作程度，以及采集部位的皮肤、血管情况。

2. 环境准备

环境清洁，光线明亮。

3. 操作者准备

着装整洁，洗手，戴口罩。

4. 用物准备

查对医嘱，将检验单附联贴在容器外壁。

【操作步骤】

1. 核对解释

核对老人信息并做解释。

2. 血管选择

协助老人取舒适体位，选择粗、直、有弹性的静脉。

3. 消毒皮肤

穿刺点上方 6 cm 处扎止血带，常规消毒穿刺部位皮肤，消毒直径应超过 5 cm。

4. 采集标本

（1）真空采血法：嘱老人握拳，绷紧皮肤进针，穿刺成功后，将真空采血管刺入采血针尾端针头，血液自动流入采血管内，待血液停止流动后，松开止血带，嘱松拳，拔出采血管，再拔出针头，干棉签按压穿刺点至不出血为止。

（2）注射器采血法：嘱老人握拳，绷紧皮肤进针，见回血后固定针栓，抽动活塞抽血至所需量，松止血带，嘱松拳，拔出针头，干棉签按压穿刺点至不出血为止。取下针头，将注射器内血液沿试管壁缓慢注入。

5. 安置老人

协助老人取舒适体位，整理床单位。

6. 物品处理

分类放置、统一处理。

7. 洗手，脱口罩

洗手，脱口罩。

8. 标本送检

标本连同化验单一起送检。记录。

【注意事项】

（1）严格执行查对制度和无菌操作原则。

（2）告知老人及家属静脉血标本采集的目的、方法及配合事项。若进行血液生化检测，事先通知老人禁食，并在清晨空腹时采血。

（3）使用真空采血管采血后，根据要求晃动试管，使血液与抗凝充分混合。

（4）使用试管抽取多个检查项目的血标本时，注入试管的先后顺序为：无菌培养瓶→抗凝管→干燥管。血液注入抗凝试管后须轻轻摇匀。血液注入干燥试管后勿震荡。

（5）采用注射器采取血培养标本时，应在更换注射器针头后，将血液注入血培养瓶内，并轻轻摇匀。针头刺入血培养瓶之前常规消毒瓶盖。

（6）采集血培养标本之前，应先了解老人是否已使用抗生素。若已使用抗生素，应在血药浓度最低时采集血标本，并在检验单上注明。

（7）严禁在输液、输血的针头处抽取血标本，最好在对侧肢体采集。

十七 尿标本采集

【目的】

了解泌尿系统及机体其他系统的疾病、代谢状况,以协助诊断、观察病情、判断疗效。

【操作用物】

1. 化验单

注明姓名、床号、住院号、检验项目和送检日期。

2. 根据检验项目准备标本容器

(1)尿常规标本:准备一次性尿常规标本容器,必要时准备便盆和尿壶。

(2)尿培养标本:准备无菌标本容器、消毒液、长柄试管架、酒精灯和火柴,必要时准备无菌导尿包、无菌手套。

(3)12小时或24小时尿标本:准备集尿瓶(容量3~5L)及防腐剂。

【操作前准备】

1. 评估老人

评估老人病情、意识状态、治疗情况、心理状态和合作程度。

2. 环境准备

环境清洁，光线明亮。

3. 操作者准备

着装整洁，洗手，戴口罩。

4. 用物准备

查对医嘱，将检验单附联贴在容器外壁。12小时或24小时尿标本在检验单上注明留取尿液的起止时间。

【操作步骤】

1. 核对解释

核对老人信息并做解释。

2. 留取标本

（1）尿常规标本：能自理者，交代老人留取晨起第一次尿。不能自理者，协助留尿。

（2）尿培养标本：可采用导尿留取法或中段尿留取法。

① 导尿留取法：按导尿技术插入尿管后，弃去前段尿，留取中段尿于无菌试管内。

② 中段尿留取法：清洁、消毒老人外阴后，点燃酒精灯，用长柄试管夹夹住试管，利用火焰消毒试管口。嘱老人排尿，弃去前段尿，用消毒后的试管接取中段尿。之后再次消毒试管口，盖紧试管，熄灭酒精灯。

（3）12小时尿标本：嘱老人晚上7时排空膀胱后，开始留取尿液至次日清晨7时留取最后一次尿液。嘱老人先将尿液排在便器中，再倒入集尿瓶中，最后测定总量。

（4）24小时尿标本：嘱老人第一日早上7时排空膀胱后，开始留取尿液至次日清晨7时留取最后一次尿液。留取方法同12小时尿标本。

3. 安置老人

协助老人取舒适体位，整理床单位。

4. 物品处理

分类放置、统一处理。

5. 洗手，脱口罩

洗手，脱口罩。

6. 标本送检

标本连同化验单一起送检。记录。

【注意事项】

（1）女性会阴部分泌物过多时，清洁后再留取标本。

（2）留取尿培养标本时应严格遵循无菌原则。

（3）留取12小时或24小时尿标本时，应按检验需求添加相应的防腐剂。

（4）集尿瓶置于阴凉处。

十八　粪便标本采集

【目的】

协助判断消化系统功能和疾病。

【操作用物】

1. 化验单

注明姓名、床号、住院号、检验项目和送检日期。

2. 根据检验项目准备标本容器

（1）粪便常规标本及隐血标本：常规检便盒、清洁便盆。

（2）粪便培养标本：无菌便盒、消毒便盆和无菌棉签。

【操作前准备】

1. 评估老人

评估老人病情、意识、治疗情况、心理状态和合作程度。

2. 环境准备

环境清洁，光线明亮。

3. 操作者准备

着装整洁，洗手，戴口罩。

4. 用物准备

查对医嘱，将检验单附联贴在容器外壁。

【操作步骤】

1. 核对解释

核对老人信息并做解释。教会老人及家属正确留取粪便标本的方法。

2. 留取标本

（1）粪便常规标本及隐血标本：排便于清洁便盆中，用检便匙取粪便中央部分或有黏液脓血部分，置于检便盒中。

（2）粪便培养标本：排便于消毒便盆中，用无菌棉签取粪便中央部分或有黏液脓血部分，置于无菌便盒中，盖紧盖子。

3. 安置老人

协助老人取舒适体位，整理床单位。

4. 物品处理

分类放置、统一处理。

5. 洗手，脱口罩

洗手，脱口罩。

6. 标本送检

标本连同化验单一起送检。记录。

【注意事项】

（1）采集粪便隐血标本时，嘱咐老人采集前3天禁食肉类、动物肝脏、血、绿叶蔬菜等含铁丰富的食物及药物。

（2）向老人家属说明正确留取粪便标本的方法。

（3）腹泻时的水样便应盛于容器中送检。

十九 心肺复苏

【适应证】

心跳、呼吸骤停的老人。

【操作前准备】

1. 环境准备

确保安全。

2. 操作者准备

已经过基础生命支持培训。

【操作步骤】

（1）轻拍或摇动老人双肩并大声呼唤，判断其有无反应（意识状态）。

（2）若老人意识丧失，呼叫旁人拨打"120"。

（3）触摸其近侧颈动脉（仅限医务人员）、观察胸廓有无起伏，同时大声计数"1、2、3、…、7"（观察时间5～10秒，建议7秒）。

（4）保证老人仰卧于硬的平面（地面或在卧床者身下垫硬板），解开衣扣，放松内衣和腰带，取出活动性假牙。

（5）胸外心脏按压30次（15～18秒）。

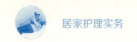

施救者一手掌根着力于老人胸骨下半部（两乳头连线中点处），另一手叠加其上，双手手指交叉紧扣，手指翘起不接触胸壁。施救者身体稍前倾，双肩在老人胸骨正上方，双肘关节伸直，依靠肩背部的力量，有节律地垂直向下用力按压，按压深度5～6 cm，然后迅速放松使胸廓完全回弹，掌根不离开胸壁。按压和放松的时间大致相等。按压同时高声匀速计数。

（6）快速开放气道，口对口人工通气2次。

施救者一手小鱼际处置于老人前额并下压，其拇指和示指捏闭老人鼻孔，另一手示指和中指置于老人下颌骨部位向上抬颌（仰头抬颌法，除外头、颈部创伤者），使老人头后仰，气道通畅。施救者吸气，双唇包住老人的口唇，缓慢匀力吹气（持续1秒），使老人胸廓上抬；吹气毕，松开捏鼻孔的手指，老人胸廓回缩呼气，施救者头稍抬起侧转，观察老人胸廓起伏情况。

（7）胸外心脏按压与人工通气以30∶2交替进行，5个循环后观察效果，等待救护车到达。

（8）洗手、记录。

【注意事项】

（1）为保证胸外心脏按压的有效性，老人必须仰卧于硬板床或平整的地面上。

（2）专业医务人员施救前须触摸颈动脉（示指和中指指尖平齐并拢，从老人气管的正中部位向近侧滑移2～3 cm，在胸锁乳突肌内侧沟轻触），没有确切感觉到搏动时，进行胸外心脏按压；非专业人员可忽略此步骤，以免延误抢救时机。非专业人员亦可只做单纯胸外心脏按压，不进行人工通气。

（3）胸外心脏按压力量均匀适度，避免冲击式按压、用力过猛，按压时手指不触及胸壁，放松时使胸廓完全回弹，但掌根不离开胸壁。按压频率100～120次/分。

（4）人工通气前注意开放气道，疑似头、颈部创伤者，使用托颌法（施救者位于老人头顶侧，两手拇指置于其口角旁，其余四指托住其下颌部位，在保证头部和颈部固定的前提下，用力将其下颌向上抬起，使下齿高于上齿）。

（5）人工通气时施救者正常呼吸即可，不需要深吸气和过度用力吹气，以免老人发生胃胀气，甚至影响心肺功能等。

（6）胸外心脏按压和人工通气交替进行，按压中断时间尽可能不超过10秒。中途换人应在一组操作完成后的间隙进行。

（7）5个循环后评估呼吸、脉搏，若抢救无效，应继续重复胸外心脏按压和人工通气步骤，直至专业医务人员赶到并接管。

（8）判断抢救有效的指标为：① 扪及颈动脉搏动，收缩压在60毫米汞柱（mmHg）以上；② 口唇由发绀逐渐转为红润；③ 散大的瞳孔开始缩小；④ 出现自主呼吸。

二十　自动体外除颤仪的使用

【适应证】

心跳、呼吸骤停的老人，配合心肺复苏使用。

【操作用物】

自动体外除颤仪。

【操作前准备】

1. 评估老人

意识、呼吸、心跳。

2. 环境准备

确保安全。

3. 操作者准备

已经过基础生命支持培训。

4. 用物准备

检查自动体外除颤仪性能、电池电量、电极片贴面有无黏性。

【操作步骤】

（1）打开电源，按自动体外除颤仪提示音操作。

（2）按电极片背面图示位置将2片电极片紧贴于老人裸露的胸部（一片置于左乳头外侧；另一片置于右锁骨正下方）。

（3）将电极片插头插入自动体外除颤仪插座。

（4）请周围人离开（高喊"请大家离开"），以保证无人（包括施救者）接触老人。

（5）自动体外除颤仪自动分析心律（识别对电击治疗有反应的心律）。

（6）按自动体外除颤仪提示音按下"电击"按钮前，再次请周围人离开（高喊"请大家离开"），以保证无人（包括施救者）接触老人。

（7）按下"电击"按钮。

（8）以30次胸外心脏按压开始继续实施心肺复苏。

（9）自动体外除颤仪间隔2分钟自动分析心律1次，重复步骤（4）～（8）。

（10）洗手、记录。

【注意事项】

（1）除颤前确定老人胸部无水、无敷料、无药物贴片、无浓密毛发，必要时用自动体外除颤仪携带箱中的剃刀剃去电极片欲粘贴部位的毛发。贴电极片时应驱尽气泡，使其贴紧皮肤。若老人带有植入性起搏器，电极片粘贴时应注意避开起搏器部位。

（2）除颤前确保周围人员无直接或间接与老人身体接触。

（3）进行基本生命支持时，除颤配合心肺复苏，为尽量减少胸外心脏按压中断时间，仅在自动体外除颤仪分析心律及"电击"时停止按压。

二十一　噎食紧急处理

【适应证】

噎食的老人。

【操作前准备】

1. 环境准备

确保安全。

2. 操作者准备

已经过基础生命支持培训。

【操作步骤】

（1）嘱老人咳嗽，若呼吸困难，则呼救，拨打"120"。

（2）根据意识状况采用相应处理。

① 意识清楚者：采用立位腹部冲击法（Heimlich手法）。施救者站于老人身后，一手握拳，拳眼紧贴其上腹部（肚脐上方），另一手握住握起的拳头，快速向内、向上冲击老人腹部，重复该动作直至梗阻物被冲出且老人能够呼吸、咳嗽或讲话为止；若老人失去反应，也须停止。

② 意识不清者：确认老人是否需要施行心肺复苏术（判断呼

吸、心跳），若需要，则拨打"120"，每胸外心脏按压30次，打开口腔观察，发现梗阻物则取出；反之，持续实施单纯胸外心脏按压的心肺复苏直到老人能够讲话、移动或呼吸，或者直到专业急救人员赶到并接管。

（3）将老人送往医院。

（4）洗手、记录。

【注意事项】

（1）噎食常发生于老人大口进食粗糙、黏稠等不易吞咽的食物时，表现为突发的惊恐、张口、手按颈部，有时不能发声，甚至很快丧失意识。

（2）紧急现场施救时，动作应迅速、熟练、准确，并注意用语言安抚老人。

（3）救护时用力适当，防止损伤内脏。

（4）老人忌进食过急，应小口进食，细嚼慢咽，食物细软。喂食时，为老人安置坐位或半卧位，控制喂食速度，固体、流质食物交替给予。

二十二 出血应急处理

【适应证】

开放性损伤出血的老人。

【操作用物】

敷料或布类。

【操作前准备】

1. 环境准备

确保安全。

2. 操作者准备

已经过创伤急救培训。

3. 用物准备

需要时自制止血带(将布或绷带折成宽度不小于2.5 cm的长条状)。

【操作步骤】

(1)检查老人伤情,判断出血情况(部位、性质、量),选择止血方法。

（2）做好个人防护（如戴好橡胶手套）。

（3）紧急止血。

① 指压止血：用手指压迫出血部位近心端的动脉，将动脉压向深部的骨骼上，阻断血液流通，但时间不宜过长，应准备加压包扎的物品或止血带。

② 加压包扎止血：用无菌纱布或就地取用清洁的毛巾、衣物等覆盖伤口，手指或手掌用力压迫出血部位直至出血停止。若不能持续按压，可在敷料上紧紧缠绕一条绷带，将敷料固定在伤口上。

③ 止血带止血：将自制止血带缠于伤口上方 5 cm 处，缠绕 2 圈，打活结；将一根小棒插入布带外圈，提起小棒按顺时针方向拧紧直至出血止，将小棒一端插入活结环内，拉紧活结并与另一头打结固定。

（4）初步处理后，若老人出血量大、伤口大或疑有内出血者，及时送医。

（5）洗手，记录（出血量、止血方法、加压包扎或上止血带止血开始的时间）。

【注意事项】

（1）操作前须判断出血性质和量，选择适宜的止血方法。动脉出血呈喷射状，色鲜红，量大；静脉出血色暗红，呈持续缓慢流出；毛细血管出血色鲜红，呈点状或片状渗出。

（2）紧急现场施救时，动作应轻、快、稳，同时安抚老人，使其情绪放松。

（3）加压包扎时，应注意压力适当，打结应避开伤口部位；避免过紧、过久包扎，若在四肢，要注意肢端有无发绀现象，防缺血坏死。

（4）用止血带止血者，在能止血的情况下越松越好，一般不应超过5小时，每30分钟到1小时放松2～3分钟，放松期间使用其他方法临时止血，放松后再次绑扎止血带时应稍高于原来平面。

（5）加压包扎和用止血带止血者，要注意记录开始使用时间，并做好交接班。必要时初步急救后将老人送医院进一步处理。

（6）就地取材须用清洁布类，防止污染伤口。

（7）被铁钉扎伤、动物咬伤者，伤口一般不宜包扎，应及时送医院处理。

（8）被犬、猫等动物咬伤者，可用肥皂水反复冲洗伤口半小时，再送医院处理，接种疫苗，预防狂犬病。

二十三 血糖监测

【目的】

通过监测老人的血糖水平,评价代谢情况与疾病控制情况,为临床治疗提供依据。

【操作用物】

血糖仪、血糖测试纸、一次性采血针、酒精棉球、无菌棉球、血糖记录单、锐器收集盒、弯盘、洗手液。

【操作前准备】

1. 评估老人

近期血糖情况、用餐时间、指端皮肤情况以及合作程度。

2. 环境准备

环境清洁,光线明亮。

3. 操作者准备

着装整洁,洗手。

4. 用物准备

检查血糖测试条有效期,核对试纸条验证码;检查一次性采血针的有效期。

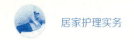

【操作步骤】

1. 解释

向老人介绍监测血糖的目的,协助或指导老人温水洗手。

2. 开机检查

按下电源,血糖仪开机;仔细检查屏幕所有显示的符号。

3. 核对代码

调节血糖仪的代码,与试纸瓶上的代码相符。

4. 插入试纸

从试纸盒中取出试纸,盖好瓶盖;将试纸正面朝上插入血糖仪,注意不要触摸吸血区。

5. 局部消毒

用酒精棉球消毒采血手指,充分待干。

6. 采血测试

具体操作步骤如下:① 打开一次性采血针保护盖,采血针紧贴指尖一侧按下;② 无菌棉球拭去第一滴血;③ 从指跟部向指尖轻捋出血滴;④ 将血吸入测试纸吸血区;⑤ 用无菌棉球轻压采血处。

7. 判断结果

具体操作步骤如下:① 读取测试值;② 告诉老人结果,注意老人的情绪反应。

8. 用物处理

具体操作步骤如下:① 取出试纸丢弃至弯盘;② 关闭血糖仪;③ 一次性采血针放入锐器收集盒。

9.洗手，记录

洗手、脱口罩，记录（包括采血时间、血糖值与老人进餐情况）。

【注意事项】

（1）检查前须仔细查看血糖试纸有效期和验证码，确认血糖仪上显示的验证码与试纸验证码一致。

（2）测试时不可反复滴入血液，以免污染试纸，影响测试值。

（3）待消毒手指的酒精干透后，方可实施采血。

（4）采血针在指尖一侧刺破皮肤，勿加力挤压，以免组织液混入，造成检测结果偏差。

（5）血滴必须完全覆盖测试区，血量太少会影响结果的准确性。若血量太少，须重新测试。

（6）采血针不可重复使用，以免引起感染。

（7）试纸须避光、密封保存，放在阴凉干燥处。每次从试纸筒取出试纸后应立即盖紧筒盖，保证未用的试纸始终储存在原装筒内。

（8）仪器用软布蘸清水清洁，不能用清洁剂，不能将血糖仪浸入水中或用水冲洗，以免损坏。

二十四 居家腹膜透析

【目的】

腹膜透析是利用腹膜作为透析膜，通过留置腹膜透析管向腹膜腔内灌注适量透析液，利用弥散和超滤作用，使血液和透析液之间进行水和溶质的交换，以达到清除体内过多的水分和毒素的作用。持续非卧床腹膜透析是维持性腹膜透析的最常用治疗模式，也是居家腹膜透析的常用方法。

【操作用物】

加热器、透析液1袋、聚维酮碘（碘伏）帽1个、蓝夹子2个、导管固定夹1个、输液架、干净盆、台秤、口罩、洗手液、擦手纸、称重计或量杯、剪刀。

【操作前准备】

1. 环境准备

环境清洁、干燥、避风，光线充足；关闭风扇、空调和窗户，擦净操作台面。

2. 操作者准备

戴口罩，洗手。洗手采用七步洗手法，至少洗2分钟。

3. 用物准备

（1）检查透析液外包装袋有无破损，检查腹透液有效期、葡萄糖浓度、剂量。

（2）用加热器将透析液加热至37～38℃。

（3）打开透析液外包装袋，双手适度用力挤压腹透袋，检查腹透液有无渗漏、混浊、杂质。

（4）将引流液袋与腹透液袋分离，管路顺自然方向撕开，检查接口拉环、出口活塞、管路是否完好，引流袋有无破损，将引流袋光滑面朝上，平放于干净盆中。

（5）检查聚维酮碘（碘伏）帽的有效期及外包装是否完整。

【操作步骤】

1. 连接

具体操作步骤如下：① 用蓝夹子夹闭入液管路，折断腹透液绿色活塞，将腹透液挂在输液架上；② 取出腹透短管，检查短管并确保短管处于关闭状态；③ 连接时，首先用左手拇指、示指抓住腹透导管，再用左手无名指、尾指夹住腹透液Y型管交叉位，然后右手拉开腹透液Y型管拉环，拧开腹透短管碘伏帽，右手穿过左手下方接过腹透液Y型管，连接至腹透导管（连接时短管末端朝下），最后用导管夹把管道固定于衣服或床单上。

2. 排气

将腹透液悬挂于高处（与导管出口处距离约60～100 cm），折断腹透液袋出口塞，排净入液管内的空气，观察透析液流至废液袋，用蓝夹子夹闭入液管。

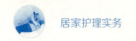

3. 引流

具体操作步骤如下：① 打开腹透短管开关，开始引流，引流过程中应观察引流速度、透出液的颜色、性状，透析管是否脱出、阻塞或断裂；② 引流完毕，用蓝夹子夹闭引流管。

4. 灌注

具体操作步骤如下：① 打开入液管上的蓝夹子，此时腹透液开始灌入腹腔；② 灌注结束后，关闭腹透短管开关；③ 用蓝夹子夹闭入液管路。

5. 分离

具体操作步骤如下：① 撕开聚维酮碘（碘伏）帽的外包装，检查帽盖内海绵是否浸润碘伏；② 将腹透短管与管路分离；③ 短管朝下，旋拧聚维酮碘（碘伏）帽至完全密合；④ 将腹透短管安全地固定在腰部。

6. 检查透出液与称重

具体操作步骤如下：① 换液后应检查透出液的性状；② 用秤称量透出液的重量，也可以用量杯量。

7. 用物处理

剪开引流液袋，将引流液倒入污水池内［肝炎患者 $2\,000\times10^{-6}$（2 000ppm）含氯消毒液浸泡］。

8. 洗手，记录

洗手、脱口罩，记录（在腹透记录本上记录透析时间及出入液量）。

【注意事项】

（1）用于腹透的房间每日用紫外灯消毒空气45分钟，且定期检测紫外线强度是否合格。用消毒水消毒桌面、地面2次，换液房间不堆放杂物。

（2）透析液不能过冷过热，应保持在37～38℃。

（3）在连接的操作过程中，严格遵循无菌操作原则，连接时应将短管末端朝下。Y型管或外接短管管口干性污染需要更换新的透析液或更换腹透外接短管之后才可继续透析，湿性污染需要进行腹腔预防性应用抗生素。

（4）正常的透出液应是透明清澈的，无沉淀物。若出现透出液混浊现象，则为异常，此时应留取透出液化验，进行腹膜炎的排查。透出液中若见白色团状物，多为纤维蛋白凝块，须注意预防导管堵塞。

第三部分

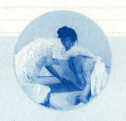

康复训练

一 肢体被动活动法

【目的】

适合有主动运动功能障碍的老人,促进其血液循环,防止肌肉萎缩、关节挛缩等并发症。

【操作前准备】

1. 评估老人

情绪、依从性。

2. 环境准备

清洁温暖,无对流风。

3. 操作者准备

着装整洁,指甲平整,洗净双手。

【操作步骤】

1. 解释

向老人说明被动活动的重要性。

2. 仰卧位肢体活动

(1)肩、肘关节运动:① 操作者一手握老人患肢肘部,另一手握手掌→将上肢伸直从身旁向上抬起→慢慢放到耳旁→将肘屈曲后越过头顶→回复原位；② 操作者将老人患侧上肢向前平伸举起与躯干成直角→再向上举→使其曲肘、前臂旋后，手掌触及额部→回复原位；③ 操作者将老人患侧上肢屈曲使手掌触及对侧肩外侧→回复原位；④ 操作者将老人患侧上肢肩关节外展与躯干成直角→一手固定肘部，一手握住前臂→做肩关节内旋、外旋运动，重复数次→回复原位。

（2）肘、腕、指关节运动：① 操作者两手分别握住老人患侧腕部与手掌→做手掌伸屈动作，重复数次→回复原位；② 操作者一手固定老人患肢肘部上方，另一手握住手腕→做前臂旋前、旋后运动，重复数次→回复原位；③ 操作者一手握住老人患侧手掌，另一手握住四指→做四指伸展和屈曲动作，重复数次→回复原位；④ 操作者一手握住老人患手，另一手握住患手拇指→做拇指伸展、屈曲和旋转动作，重复数次→回复原位。

（3）髋、膝关节运动：① 操作者一手握住老人患侧下肢足跟，另一手握住膝部→将膝关节伸直、屈曲，重复数次→回复原位；② 操作者将老人患侧下肢屈髋、屈膝（利用操作者自身重量，缓慢进行，其力量以能耐受为宜）→将患肢伸直→回复原位；③ 操作者将老人患膝关节屈曲，髋关节做内旋、外旋运动，重复数次→回复原位；④ 操作者伸直老人患侧下肢，将髋关节外展和内收，重复数次→回复原位。

（4）足踝、趾关节运动：① 操作者一手固定老人患侧踝关节上方，另一手托住患侧足跟，前臂贴住患足足底→用力向上方拉动做踝关节背伸运动→将托住足跟处的手放至足背，下压足背做踝关节跖屈运动→回复原位；② 操作者一手固定老人患侧踝关节上方，另一手握住患足做踝关节环转运动，重复数次→回复原位；

③ 操作者一手握老人患足，另一手握足趾→做足趾屈曲和伸展运动，重复数次→回复原位。

3. 健侧卧位肢体活动

① 操作者一手固定老人患侧肩关节，一手握前臂→伸直上肢做肩关节后伸（幅度以老人耐受为宜）→回复原位；② 操作者一手固定患侧髋关节，一手持小腿→伸直下肢做髋关节后伸（幅度以老人耐受为宜）→回复原位。

4. 洗手，记录

洗手，记录关节活动度、肌肉的强度、张力和老人的反应。

【注意事项】

（1）被动活动时须注意观察老人的反应，保证老人的安全，以防损伤或其他意外发生。

（2）被动活动顺序从近端大关节至远端小关节。每日进行2～4次，每次同组动作重复5～6遍，以不发生疼痛为宜。每组动作结束后返回原位，再开始另一组新的动作。运动幅度从小到大，动作轻柔。

（3）若老人有骨质疏松、肢体严重挛缩等情况，须注意活动力度，循序渐进，必要时遵医嘱；若老人感到疼痛、疲劳或有抗拒，应适时停止。

（4）鼓励老人健侧肢体主动运动，健侧与患侧同时训练有利于肢体功能的恢复。

（5）为老人进行被动活动时，床的高度以操作时操作者无须大弯腰为宜，注意节力原则，避免自己受伤。

二　卧位—床边坐位训练法

【目的】

坐位是偏瘫老人从卧位到站立位的过渡阶段,只要病情许可,尽早开展卧位—坐位训练可提高患侧肢体和躯干的肌力,改善躯体平衡能力,预防长期卧床产生的严重并发症,如压疮、坠积性肺炎、静脉血栓形成等。

【操作前准备】

1. 评估老人

是否情绪稳定、依从性好,是否已经完成床上翻身、伸髋屈膝肌练习(桥式运动)和坐位耐力训练。

2. 环境准备

整洁明亮,地面平坦无障碍物。

3. 操作者准备

着装整洁,指甲平整,洗净双手。

【操作步骤】

1. 解释

向老人讲解训练目的和方法。

2. 指导并从旁协助

（1）患侧坐起：老人患侧卧→患侧小腿置于床沿外（操作者协助或健腿帮助），屈膝→健侧上肢向前过身体→用力推床支撑上身，同时摆动健腿到床外→坐起。

（2）健侧坐起：老人健侧卧→健侧上肢置于体前→双小腿垂于床沿（操作者协助或健腿帮助）→健侧上肢屈曲、支撑躯干，慢慢抬起→坐起。

3. 洗手，记录

洗手，记录相关情况。

【注意事项】

（1）卧位—床边坐位训练时，要求老人放松，消除紧张情绪，操作者要保证老人的安全。

（2）在老人训练过程中，操作者应根据其身体状况对偏瘫侧给予帮助，但切忌牵拉偏瘫侧上肢，以免造成偏瘫侧肩部损伤。

（3）偏瘫者坐位时，操作者要注意调整其不良姿势（脊柱健侧弯，身体重心向健侧臀部偏移），使其躯干伸直，身体重心向患侧转移，达到患侧负重的目的。

（4）卧床老人在进行卧位—床边坐位训练前，须完成坐位耐力训练，以防止开始坐起时发生直立性低血压。

（5）床单位高度以老人坐起时足底正好接触地面为宜，床垫稍硬，利于保证老人的安全。

三 坐位—站立训练法

【目的】

站立是独立生活的基本技能,也是行走的先决条件。偏瘫老人早期开展坐位—站立训练可提高下肢肌力、躯体平衡能力,预防并发症,减轻残障,改善躯体功能。

【操作用物】

直背座椅。

【操作前准备】

1. 评估老人

是否情绪稳定、依从性好,是否已经完成坐位平衡训练。

2. 环境准备

整洁明亮,地面平坦无障碍物。

3. 操作者准备

着装整洁,指甲平整,洗净双手。

4. 用物准备

直背座椅稳固,高度及膝。

【操作步骤】

1. 解释

向老人讲解训练目的和方法。

2. 指导并从旁协助

（1）方法一：老人坐于椅上→双足分开一脚宽，足跟与椅距离5 cm左右→双手手指交叉，患侧拇指在上→上半身前倾同时上肢前伸，带动身体向上和向前→双腿均匀持重，将身体重心向前移到足底前部→伸膝伸髋，抬臀站起，挺胸直立。

（2）方法二：老人坐于椅上→双足分开一脚宽，足跟与椅距离5 cm左右→双手手指交叉放于患侧膝关节处→上半身前倾，将身体重心移向患侧足底前部→双手按压患侧膝部起身→伸膝伸髋，抬臀站起，挺胸直立。

3. 洗手，记录

洗手，记录相关情况。

【注意事项】

（1）座椅高度合适，以老人端坐时足底正好接触地面为宜；老人须穿合脚、防滑的鞋。

（2）站立训练过程中避免仅用健肢支撑站起，鼓励老人在站稳的情况下，重心向患侧下肢转移，训练患肢负重能力。

（3）在老人站立训练过程中，操作者应根据老人身体状况给予患侧膝部和患侧髋部支持，如用膝部支撑老人的患膝、双手置于老人臀部两侧帮助重心转移。

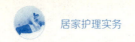

（4）老人站立时，操作者要避免老人膝关节过度伸展，可用手帮助膝关节保持屈曲15°左右。

（5）为了老人的安全，建议操作者必要时使用安全带。

四　平行杠内步行训练法

【目的】

利用平行杠对老人进行杠内步行基本动作训练，为后续各阶段步行训练打下基础。

【操作用物】

平行杠。

【操作前准备】

1. 评估老人

是否情绪稳定、依从性好，是否已经完成站位平衡和患侧下肢支撑训练。

2. 环境准备

宽敞明亮，地面平坦无障碍物。

3. 操作者准备

着装整洁，指甲平整，洗净双手。

4. 用物准备

检查平行杠的安全性。

【操作步骤】

1. 解释

向老人讲解训练目的和方法。

2. 指导并从旁协助

（1）方法一：老人手握平行杠站立→抬头平视，原地踏步→伸手握住前方平行杠→患足足跟抬起，向前迈步→健足跟上，与患足平行→依此方法逐步前行。

（2）方法二：老人手握平行杠站立→抬头平视，原地踏步→伸手握住前方平行杠→健足足跟抬起，向前迈出→患足跟上，与健足平行→依此方法逐步前行。

3. 洗手，记录

洗手，记录相关情况。

【注意事项】

（1）根据老人肢体障碍的原因，选用恰当的训练方法，如偏瘫者推荐方法一。

（2）偏瘫者应在平衡、负重、下肢分离动作训练完成后进入步行训练，以免造成误用综合征（因训练方法不当造成损伤和步态异常）。

（3）训练时，老人须穿合脚、防滑的鞋。

（4）操作者站于患侧，注意观察，提供必要保护，以免老人发生跌倒等不良事件；必要时使用安全带。

五 盆底肌肉功能训练法

【目的】

通过盆底肌肉功能训练，改善轻度失禁老人的症状。减轻因失禁而导致的身心不适，满足老人的自尊需要。

【操作前准备】

1. 评估老人

是否情绪稳定、依从性好，仔细询问老人失禁的情况。

2. 环境准备

清洁，温湿度适宜。

3. 操作者准备

着装整洁，指甲平整，洗净双手。

【操作步骤】

1. 解释

向老人讲解盆底肌肉功能训练的重要性及具体方法。

2. 指导并从旁协助

老人取舒适坐位或卧位→做憋尿缩紧肛门的动作，坚持10秒→放松10秒，重复10次为1组，每天3组。

3. 洗手，记录

洗手，记录相关情况。

【注意事项】

（1）正确收缩盆底肌肉时仅能在下腹部和外阴附近触及轻微肌肉活动。若发现腹部、背部、大腿内侧肌肉收缩，说明训练方法不正确。

（2）康复训练取得效果常需要较长的时间，鼓励老人坚持训练，并认真观察训练后失禁改善的情况。

六　腹式呼吸训练法

【目的】

帮助患肺气肿的老人增加肺通气量，改善呼吸功能。

【操作用物】

沙袋。

【操作前准备】

1. 评估老人

是否情绪稳定、依从性好。

2. 环境准备

清洁，温湿度适宜。

3. 操作者准备

着装整洁，指甲平整，洗净双手。

4. 用物准备

约1kg的沙袋（或合适的替代物）1～3个。

【操作步骤】

1. 解释

向老人讲解腹式呼吸训练的目的和方法。

2. 指导并从旁协助

（1）仰卧位腹式呼吸：老人取仰卧位，膝下垫小枕以放松腹肌→操作者将手放于老人腹部（该压力可吸引老人注意力，诱导其呼吸时腹部的运动方向）→嘱老人放松，闭嘴后经鼻深而慢地吸气，腹部对抗手的压力缓缓隆起→缓慢呼气，腹部下沉，操作者稍用力将手下压（进一步协助上抬膈肌）。每分钟做7～8次。10～15分钟为1组，每天2组。

（2）抗阻腹式呼吸：方法同前，用1～3kg的沙袋代替操作者的手。

3. 洗手，记录

洗手，记录相关情况。

【注意事项】

（1）吸气与呼气的时间比为1∶2。

（2）沙袋放于下腹部，一般从1kg始，根据老人情况每2日适当增加重量，直到3kg。

（3）训练强度及训练时间应循序渐进，以老人不感觉疲劳为宜。在掌握仰卧位腹式呼吸后，可尝试坐位或立位腹式呼吸训练。

七 呼气功能训练（缩唇呼吸训练）

【目的】

改善慢性阻塞性肺疾病老人的肺通气，降低呼吸频率，延长呼气时间，缓解呼吸困难和缺氧状态。

【操作前准备】

1. 评估老人

一般状态、呼吸训练的耐受度及合作程度。

2. 环境准备

环境清洁，温湿度适宜。

3. 操作者准备

着装整洁，洗手。

【操作步骤】

1. 解释

向老人解释缩唇呼吸训练的方法及重要性，取得老人的同意及配合。

2. 体位

协助老人取舒适体位，一般取坐位。

3. 安置双手

指导老人将利手放于腹部，以感受腹式呼吸时腹部上下起伏，吸气时腹壁上抬，呼气时腹壁下陷。另一手可置于胸部。

4. 缩唇呼吸

指导老人：① 用鼻缓慢深吸气2秒（尽量鼓腹），然后缩唇（呈吹哨样），用嘴缓慢吐气4～6秒（尽量收缩腹部）；② 如此反复进行，训练10～15分钟。

5. 记录

记录老人训练情况。

【注意事项】

（1）训练要循序渐进，每次训练时间应逐渐增加，以便老人适应。开始训练时可每次3～5分钟，每日3次；随着老人身体的逐渐适应，逐步增加每次训练时间，可增加到每次20～30分钟，每日3～5次。

（2）训练中注意观察老人反应，根据其反应调整训练时间和次数。

图书在版编目(CIP)数据

居家护理实务/梁鸿,王君俏,钱晓路主编. —上海:复旦大学出版社,2020.5(2024.3 重印)
ISBN 978-7-309-11591-8

Ⅰ.①居… Ⅱ.①梁…②王…③钱… Ⅲ.①护理学-基本知识 Ⅳ.①R47

中国版本图书馆 CIP 数据核字(2020)第 073890 号

居家护理实务
梁　鸿　王君俏　钱晓路　主编
责任编辑/陆俊杰

复旦大学出版社有限公司出版发行
上海市国权路 579 号　邮编:200433
网址:fupnet@fudanpress.com　http://www.fudanpress.com
门市零售:86-21-65102580　团体订购:86-21-65104505
出版部电话:86-21-65642845
上海盛通时代印刷有限公司

开本 787 毫米×960 毫米　1/16　印张 13.75　字数 148 千字
2024 年 3 月第 1 版第 2 次印刷

ISBN 978-7-309-11591-8/R·1814
定价:50.00 元

如有印装质量问题,请向复旦大学出版社有限公司出版部调换。
版权所有　　侵权必究